神经内科临床诊疗技术实践

王桂兰　著

U0208651

汕頭大學出版社

图书在版编目（CIP）数据

神经内科临床诊疗技术实践／王桂兰著．— 汕头：
汕头大学出版社，2019.1
ISBN 978-7-5658-3798-2

Ⅰ．①神… Ⅱ．①王… Ⅲ．①神经系统疾病–诊疗
Ⅳ．①R741

中国版本图书馆 CIP 数据核字（2019）第 029531 号

神经内科临床诊疗技术实践

SHENJING NEIKE LINCHUANG ZHENLIAO JISHU SHIJIAN

作　　者：王桂兰

责任编辑：汪艳蕾

责任技编：黄东生

封面设计：钟晓图

出版发行：汕头大学出版社

　　　　　广东省汕头市大学路 243 号汕头大学校园内　　邮政编码：515063

电　　话：0754-82904613

印　　刷：廊坊市海涛印刷有限公司

开　　本：710 mm×1000 mm　1/16

印　　张：11.25

字　　数：200 千字

版　　次：2019 年 1 月第 1 版

印　　次：2024 年 5 月第 1 次印刷

定　　价：60.00 元

ISBN 978-7-5658-3798-2

前　言

神经系统疾病是指影响人类神经系统正常功能的各种疾病。这些疾病可以涉及大脑、脊髓、周围神经和神经肌肉连接等部位，严重影响患者的生活质量。神经系统疾病的种类繁多，包括中风、癫痫、帕金森病、多发性硬化症等等。由于其病因复杂、症状多样化，对于医生和患者来说，正确诊断和有效治疗是至关重要的。

《神经内科临床诊疗技术实践》这本书的目的是为神经科医生、研究人员提供一部全面而实用的参考资料，以帮助他们更好地理解和处理神经系统疾病。本书涵盖了诊断和治疗的最新进展，旨在提供全面而深入的知识，使读者能够更好地了解疾病的发病机制，并为患者提供最佳的护理和治疗方案。

本书从解剖学、生理学和病理学的基础知识开始，逐步深入介绍神经系统的结构、功能以及常见的疾病类型。读者将了解到神经系统的发育、解剖和功能特点，以及疾病与这些特点之间的关系。本书还详细介绍了神经系统疾病的诊断方法，包括临床表现、影像学检查、实验室检验等，以帮助读者准确判断疾病的类型和严重程度。

在诊断的基础上，本书还提供了一系列治疗方法的详细介绍，包括药物治疗、手术治疗、康复治疗等。每一种治疗方法都根据不同的疾病类型进行了分类和详细说明，以帮助医生选择最适合患者的治疗方案。此外，本书还介绍了最新的研究进展和治疗技术，以及未来发展方向，为读者提供了更多的思路和参考。

《神经内科临床诊疗技术实践》不仅适用于神经科医生和研究人员，也适用于其他医学专业人士以及对神经系统疾病感兴趣的读者。无论是从事临床工作的医生，还是从事科研工作的研究人员，本书都将成为他们必不可少的参考工具。

目 录

第一章　中枢神经系统的结构与功能

脑是循环系统供血的主要靶器官之一，它由前面的左、右颈内动脉和后面的左右椎动脉-基底动脉共4条动脉组成多层次的复杂动脉网络供应血流。心脏有左右两条冠状动脉供血。每个肾脏只有一条肾动脉。

第一节　中枢神经系统解剖结构

脑血流供应来自两个动脉系统：颈内动脉系统和椎-基底动脉系统。

一、颈内动脉系统（脑前循环）

每侧颈总动脉分叉为颈外动脉和颈内动脉，后者在颈部没有分支，垂直上升至颅底，穿颞骨岩部经颈动脉管抵岩骨尖，通过破裂孔入颅内，穿硬脑膜经海绵窦，依次分出眼动脉、后交通动脉、脉络膜前动脉，在视交叉两旁分为两个终支：大脑前动脉和大脑中动脉。颈内动脉系统供应额叶、颞叶、顶叶和基底节等大脑半球前3/5部分的血流，故又称前循环。

（一）脉络膜前动脉

为颈内动脉，分为大脑前、中动脉前或从大脑中动脉近端发出的大穿通支。它先发出些小穿通支供应尾状核、内囊一部分及大脑脚、外侧膝状体的一半。

（二）大脑前动脉

有人称为大脑内动脉。由颈内动脉发出后，在额叶眶面向内前方行走。由前交通动脉吻合两侧大脑前动脉。沿途发出的穿通支主要供应下丘脑、尾状核和豆状核前部以及内囊前肢。皮质支主要供应大脑半球内侧面顶枕裂以前的全部；大脑半球背外侧面的额上回、额中回上半、中央前后回的上 1/4、旁中央小叶等。

（三）大脑中动脉

实际上是大脑外动脉，是颈内动脉的直接延续，分出后进入外侧裂，发出很多细小穿通支，供应壳核、尾状核以及内囊后支前 3/5（相当锥体束通过处），这些分支称为外侧豆纹动脉，是高血压脑出血和脑梗死的好发部位。大脑中动脉主干分出许多皮质支分布于大脑半球外侧面的大部分。

二、椎-基底动脉系统（脑后循环）

主要供应脑后部 2/5 的血流，包括脑干、小脑、大脑半球后部以及部分间脑，故又称后循环。

（一）椎动脉

由锁骨下动脉发出，通过上部 6 个颈椎横突孔，在寰枕关节后方成环状，经枕骨大孔入颅后，两侧椎动脉立即发出分支组成脊髓前动脉。椎动脉发出长旋支小脑后下动脉，供血延髓后外侧和小脑半球下部。其短旋支和旁中央支供应延髓其余部分。

（二）基底动脉

两侧椎动脉逐渐向中线靠近，合成一条基底动脉，两侧发出多支旁中央支，供应中脑、脑桥，主干延伸至脑桥上缘水平，分叉成为左右大脑后动脉。

（三）大脑后动脉

围绕大脑脚和小脑幕切迹水平的中脑，两侧大脑后动脉向上呈环状，并发出多支丘脑穿通支、丘脑膝状体穿通支和脉络膜后、内动脉。其他穿通支供应丘脑结节、前乳头体和邻近的间脑结构。两大动脉系统分支大体分为两类：①穿通支又称深支或中央支、旁中央支，主要由脑底动脉环，大脑中动脉近侧段及基底动脉等大分支直接发出，随即垂直穿入脑实质，供应间脑、纹状体、内囊和脑干基底部的中线两侧结构。②皮质支或旋支，这类分支在脑的腹面绕过外侧至背面，行程较长，主要供应大脑半皮质及皮质下自质与脑干的背外侧。供应壳核、丘脑、内囊部分的中央支及供应脑桥的旁中央支是高血压性脑出血和脑梗死的好发部位。

三、脑动脉的侧支循环网络

（一）脑底动脉环（Willis 环）

颈内动脉系统与椎-基底动脉系统是两个独立的供血系统。实际上彼此存在广泛的侧支循环，其中最重要的是脑底动脉环（Willis 环）。两侧大脑前动脉由一短的前交通动脉互相连接；两侧颈内动脉和大脑后动脉各由一后交通动脉连接起来，共同组成脑底动脉环。在正常情况下，组成环的各动脉内血流方向一定，相互并不混合，只是在某动脉近端血流受阻，环内各动脉间出现压力差时，脑底动脉环才发挥其侧支循环作用。因此，要认识单支脑动脉闭塞可能出现什么症状，就必须了解脑底动脉环的状况。脑底动脉环可发生多种先天变异，有可能使侧支循环不能迅速、有效地发挥作用。这是脑梗死发生的重要影响因素之一。据统计该环完整者仅 50% 左右。有报道，死于非脑梗死疾病的病人，正常环为52%，而脑梗死病人只有 33%。另有人报道，此环的异常发生率达 79%。

此环最异常的为颈内动脉发出的后交通动脉细小及大脑后动脉由颈内动脉分出。在一组未经选择的尸检中，后交通动脉直径小于 1mm 的为 32%；大脑后动脉的一侧或两侧由颈内动脉发出的为 30%，其他常见的异常有前交通动脉发育不全，占 29%，前交通动脉增为二支的占 33%。颈内动脉与前交通动脉间的大脑前动脉仅为一细支的为 13%。在一组脑梗死病人中，后交通动脉直径小于 1mm 的占 38%，而没有梗死的占 22%，大脑后动脉起自于颈内动脉的占 29%，而正常的为 15%。在另一组报道中，脑梗死细小后交通动脉的为 59%，较非脑梗死病人（39%）多得多，无一侧或两侧后交通动脉或仅留残迹者，高达 15%；大脑前动脉融为单支或分成 3 支达 12%；有 15% 人的大脑后动脉来自前循环颈内动脉系统而非来自后循环。

（二）其他侧支循环

除脑底动脉环外，还存在其他部位的脑动脉吻合，可以起侧支循环作用。

①在大脑表面大脑前、中、后动脉皮质支之间彼此交通，密如蛛网；②颈内、外动脉围绕眼、耳、鼻的深浅分支互相吻合；③大脑动脉皮质支与脑膜动脉（颈外动脉分支）分支也存在丰富的侧支吻合，当颈内动脉狭窄或闭塞时可起重要作用；④中央支（穿通支）常被认为是终末动脉。其实可以通过各支形成的毛细血管相互吻合。

前、后循环分水岭在皮质位于顶、颞、枕交界处，在深部则在丘脑水平。侧支循环开放的有效性除取决于其结构是否完整外，还取决于当时两端的血压差和主血管闭塞的速度，从狭窄发展至闭塞慢，侧支循环代偿功能越完全，甚至完全代偿血流供应而无任何脑缺血的临床症状。

四、脑毛细血管网络

实际上，脑动脉小穿通支在脑组织内越分越细，直至形成毛细血管。虽然脑组织内的小穿通动脉很少有直接吻合，但毛细血管间却相互吻合连续交织成网。没有一个神经细胞能远离供应它的毛细血管。从形态学上看，脑毛细血管85%的表面积都被星形胶质细胞的终足所包绕，神经元和毛细血管形成完全的神经胶质鞘。同一胶质细胞的一些终足与毛细血管壁接触，另一些则与神经元相接触。平均每立方毫米的灰质具有1000mm毛细血管，营养一立方毫米容积内的100 000个神经元。说明完善、精密的脑循环网络能保证神经组织获得充足的血流供应。

总之，脑血管系统就解剖学上说，一方面，通过长期的进化，形成了十分有效的多层次的血流供应网络和缺血代偿保障机制，有些人一侧颈内动脉或大脑中动脉完全闭塞可以全无症状。另一方面，脑血管的先天变异或发育不良相当常见，侧支循环开放的可能性和有效程度因人而异，这使得有时仅从临床症状来确定哪条血管受损是非常困难的。如一侧椎动脉闭塞后至少可发生从枕叶皮质到延髓七个水平的大小不同的梗死灶，可单独或同时出现。

另外，长期高血压脑内小动脉硬化及造成的微血管稀疏对脑组织内外侧支循环的影响与腔隙性脑梗死和白质疏松的关系，还缺乏研究和重视。

因此，我们若要对颅内外动脉的局部狭窄和闭塞的介入治疗，必须全面评估

Willis 环和颅内、外侧支循环的完整性、有效性，避免劳而无功，甚至诱发新的卒中。

五、脑动脉横向结构

颅内动脉如大脑中、前、后动脉，基底动脉及它们的脑外主要分支，属中等肌性动脉，也由内、中、外膜构成，但与相同口径的颅外动脉相比，内膜相似，中、外膜则明显薄弱。

内膜：由一层内皮细胞和内弹力膜组成。内皮为扁平细胞，与动脉长轴平行。内弹力膜为均匀基质，较厚的内弹力膜可缓冲血流对动脉壁的冲击。

（一）中膜

由 10～12 层平滑肌环组成，肌纤维呈轻螺旋形排列，平滑肌间散在少量弹力纤维和胶原纤维。微动脉中膜只有 1～2 层平滑肌。

（二）外膜

由结缔组织、神经纤维和滋养血管组成。结缔组织中以网状纤维和胶原纤维为主，弹力纤维稀少，没有外弹力膜。神经纤维网位于外膜下、中膜上。但神经末梢并不连接中膜平滑肌，而分泌神经递质。包括肾上腺素能、胆碱能和肽能神经纤维。

脑实质内小动脉缺乏外膜，而由蛛网膜延伸的血管周围膜代替。

总之，脑动脉的横向结构特点是内弹力膜较厚，中、外膜较薄，弹力纤维减少，没有外弹力膜。因而脑动脉搏动较少。

六、脑血管的神经支配

脑血管有丰富的自主神经支配，包括肾上腺素能神经、胆碱能神经和肽能神经。在支配脑血管的神经纤维中已经发现 10 多种神经递质。除经典的去甲肾上腺素、乙酰胆碱和 5-羟色胺（5-HT）外，还有多种神经肽，包括血管活性肠肽（VIP）、神经肽 Y（NPY）、降钙素基因相关肽（CGRP）等。

脑血管有丰富的肾上腺素能神经，颈内动脉、大脑中动脉、前动脉、后动脉和后交通动脉分布更为致密。神经纤维呈节段性走入动脉外膜，组成网络。一般认为颈内动脉系的肾上腺素能神经来源于同侧颈上节，椎动脉系的来自同侧星状节。肾上腺素能神经可收缩动脉参与调控血压变化时脑血流量。含 5-HT 的神经属肾上腺素能性质，5-HT 可能不是由神经细胞本身合成，而是从周围基质中摄取的。中缝核群释放的 5-HT，部分进入脑脊液，很快被血管周围的神经摄取。5-HT 作用其受体引起脑动脉收缩，并能增强去甲肾上腺素的缩血管能力。

脑血管胆碱能神经范围与肾上腺素能神经类似，主要来源于三叉神经的蝶腭节和耳节，可引起脑血管舒张，增加血流量。

肽能神经中含 VIP 神经在软脑膜中呈螺旋形走行，纤维主要起源于蝶腭神经节和颈内动脉小神经节等处，分布于同侧脑底动脉环的前部及其分支。VIP 能使动脉呈浓度依赖性舒张。

含 NPY 神经可与肾上腺素共存于交感神经中，也可与 VIP 共存于非肾上腺素能轴突中，它们对脑血管的作用可能是打开神经肌肉接头突触后膜上的钙离子通道来诱导血管收缩反应。

含 SP 神经较纤细，呈网状分布于脑血管周围，可与多种经典递质和多肽共存，可起源于三叉神经节和颈内动脉小神经节，分别分布于前、后部血管。SP 是脑动脉扩张剂。支配脑血管及周围硬脑膜的三叉神经感觉纤维，与多种头痛有关，尤其与偏头痛。

分布在脑底动脉环及其分支的含 CGRP 神经呈网状或螺旋形走行，多来自三叉神经眼支和上颌支，分布在椎-基动脉者多起源于第 1、2、3 颈神经后根节。CGRP 是更为强烈的血管扩张剂，可直接作用于血管平滑肌而引起动脉扩张。

第二节　中枢神经系统生理功能

脑与其他器官一样，为了维持正常的功能，必须从血流供应中获得其代谢所需的氧气、葡萄糖和营养物质，运走二氧化碳和代谢产物。脑是高级神经中枢，是人体最重要器官，血液供应十分丰富，脑重量只占体重的2%～3%，安静时心脏每搏排出量的1/5进入脑。人脑组织利用了全身氧耗量的20%～25%，葡萄糖的25%。脑组织的氧、葡萄糖和糖原贮备甚微，一旦完全阻断血流，6秒钟内神经元代谢受影响，10～15秒内意识丧失，2分钟脑电活动停止，几分钟内能量代谢和离子平衡紊乱，这样持续5～10分钟以上，细胞就发生不可逆损害。可见，脑血流供应正常是脑功能正常和结构完整的首要条件。而正如上一节所述，脑循环网络又受自主神经网络支配、调控。按复杂网络理论，脑循环网络与脑神经网络构成典型的复杂的相依网络。

一、正常脑血流量

正常每分钟约有750mL血液通过脑，其中220～225mL由基底动脉流入，其余流经颈内动脉。成年人平均脑血流量为55mL/（100g·min）。实际脑血流分布并不均匀，白质脑血流量为14～25mL/（100g·min）；大脑皮质为77～138mL/（100g·min）。脑血流量还随体位、活动、年龄而变化。

二、影响脑血流量的主要因素

通过脑动脉的血流量（CBF）是由脑的有效灌流压和脑血管阻力（r）所决定。有效灌流压为平均动脉压（MAP）和颅内压（ICP）之差。正常情况下，颅内压约等于颈内静脉压为0。可见，脑动脉血流量最主要的影响因素是血管口径，它与CBF是4次方的正相关；其次是平均动脉压和颅内压，次要影响因素为血黏度。平均动脉压主要取决于心脏功能和体循环血压；血管口径则主要取决于神经、体液因素调控下血管壁本身的舒缩功能。在正常血流速度下，血黏度可视为常量。这一公式是我们理解脑血管疾病发病机制的理论基础。当然，心脏功能和血压的维持还要有稳定的循环血容量保证。

三、脑血流量的调控

正常情况下，当平均动脉压在 60～160mmHg（8～21.3kPa）范围内变化时，可以通过改变血管口径（舒张或收缩）来代偿，使脑血流量保持不变，这种作用称为脑血流的自动调节功能。当平均动脉压下降至 60mmHg 时，血管舒张已达最大限度，再降低，脑血流量减少，这个血压临界值称为自动调节的下限；当平均动脉压升至 160mmHg 时，血管收缩已达最大限度，再升高，脑血流量增加，这个血压临界值称为自动调节的上限。慢性高血压患者，由于血管壁硬化，舒缩功能差，自动调节的上下限都高于正常人，较能耐受高血压，不能耐受低血压。

脑自动调节功能包括压力自动调节和代谢自动调节。两者都是通过调控脑内阻力小动脉的口径实现的。压力自动调节是，当脑灌注压高时，阻力小动脉中膜平滑肌收缩，口径缩小，阻力增大，使血流量减少，维持原来的脑血流量不变。反之，脑灌注压降低时，小动脉平滑肌舒张，平均动脉压（MAP）CBF＝脑血流量；mL/（100g·min）＝毫升血/100 克脑/每分钟口径增大，阻力减少，足以代偿因灌注压下降可能引起的血流量减少。代谢自动调节同样，当脑代谢增高时，脑组织氧利用增加，CO_2、乳酸、组胺等代谢产物的堆积和腺苷增多，引起小动脉舒张，阻力减少，血流增多，以利于尽快带走代谢产物。反之，脑小动脉收缩，脑血流减少。压力自动调节使体循环血压大幅波动时，仍能保持脑有效灌注。代谢自动调节对脑血流量的脑内合理分配有重要作用。它们都是复杂的生理过程，并有非常复杂的调控机制。

正常脑循环还能在血氧分压（PaO_2）和二氧化碳分压（$PaCO_2$）明显变化时，通过血管舒缩调节，维持脑血流量不变，这一作用有人称为脑血管运动调节。

吸入氧（85%～100%）可引起脑微动脉收缩，脑血流下降。PaO_2 超过18.6kPa（140mmHg）时，脑血管开始收缩，脑血流量与脑血容量减少，颅内压也随之下降。故临床上常用过度换气，提高 PaO_2 来治疗颅内高压症。当 PaO_2 低于 8kPa（60mmHg）时，脑血管开始扩张，脑血流量增多，颅内压也随之升高。这是高原低气压、低 PaO_2 致高山反应或高山病的原因。

CO_2 吸入可增加脑血流量，$PaCO_2$ 平均正常值为 5.3kPa（40mmHg），每升高 0.13kPa（1mmHg），可增加脑血流量 3%。$PaCO_2$ 超过 9.3kPa（70mmHg）时，脑血管自动调节功能就可丧失。

当脑血管极大扩张，即脑血管容量（CBV）也相应极大增加，仍不能保证有足够血氧时，脑组织还有另一个代偿机制：随着脑血流减慢，脑血流通过时间延长，增加了脑组织对血氧的吸收，即提高氧摄取分数（OEF）。此时，脑氧代谢率（$CMRO_2$）以及脑葡萄糖代谢率（CM-Rglu）维持不变，脑组织的结构与功能还保持正常。

第二章　中枢神经系统疾病的影像学检查

第一节　中枢神经系统疾病常用的影像学检查技术

一、颅脑病变影像检查

（一）CT

常规 X 线照片是把具有三维的立体结构摄成二维的平面图像，影像互相重叠，相邻结构的 X 线吸收率差别小，不能形成对比构成图像。1969 年 Hounsfield 首先设计成电子计算机横断体层成像装置，使对 X 线吸收率差别小的脑组织和脑室以及病变本身得以清晰显示，并获得颅脑横断面图像。这种检查方法称为电子计算机断层摄影（computerized tomography，CT）。CT 图像的特点是图像质量好、诊断价值高，检查方便、安全。

1. CT 基本结构、成像原理

CT 是利用一定宽度的 X 线束穿透人体特定层面后，经探测器探测其各方向的衰减值，并用计算机处理得出该层面各点（体素）的 X 线衰减值，从小到大的各种衰减值以由黑到白的不同灰度（像素）来代表并按矩阵排列，计算机重建出该身体横断面的图像由于人体各部分的组织密度和厚度不一样，其 CT 值也就不一样，脑灰质、白质、脑室、脑池等就很容易被区别开来。因而，肿瘤、炎症、脑出血、脑梗死、脑积水等病理改变也就清晰地被显示出来。

一般将 CT 装置按照探测器的构造和扫描方式的不同来分成几代。第一代 CT 分辨率低，扫描时间长，扫描一个层面需要 5 分钟的时间。20 世纪 90 年代初，开始出现滑环式螺旋扫描 CT 机，其不但扫描速度快，还可获得薄层（0.5mm）高分辨率各向同性容积数据，根据病变和解剖结构需要，可获得具有相同分辨率的任意平面，接近完美的三维重建图像，使 CT 技术推向新的阶段。现在常用的第三代、第四代甚至第五代多排螺旋 CT 分辨率和扫描时间都有了飞跃的进步，扫描时间已缩短为 2～5 秒，甚至 1 秒以下。扫描速度大幅提高（在 0.4 秒），瞬间冻结脏器，实现质量优异的心脏、血管成像以及大范围、多脏器、多时相动态扫描，图像分辨率非常高。

2. 常用的 CT 检查方法、作用及价值

（1）CT 平扫：不使用对比剂。常用于急性脑血管疾病，如脑梗死、脑出血、先天性发育畸形和颅脑外伤。同时也用于初步检查了解颅脑有否病变的患者。

（2）CT 增强扫描：使用对比剂（多为静脉注射给药）。对临床怀疑炎症性病变、颅脑肿瘤、脑动脉瘤和血管畸形等疾病均需加增强扫描，以利于发现病变和帮助疾病的定性诊断。

（3）CT 动态增强扫描：指注射造影剂后在短时间内快速连续扫描。有两种扫描方式：一是动床式 CT 扫描，即是由起始层面连续扫描到终止层面；另一种是不动床式 CT 扫描，亦即是对同一层面连续进行多次扫描。主要用于判断肿瘤或一些疾病的血流动力学的变化来帮助定性诊断及对一些功能的评价。如垂体微腺瘤的动态增强扫描，脑缺血急性脑梗死的灌注成像，脑肿瘤的灌注成像等。

（4）CT 薄层扫描（5mm 以下）：目前多排螺旋 CT 的应用，原始扫描数据均可以达到很薄（可以达到每层 0.5mm），可减少容积效应，更能反映病灶内部的真实结构。主要用于一些细微结构的显示或为做一些功能后处理。临床上常用以于显示视、三叉、听等神经及其骨性通道。

（5）CT 延迟扫描：指注射造影剂后隔一段时间再作扫描。此扫描方法可使部分病例提高病灶的检出率。可以用于判断肿瘤的血流动力学的改变，如脑膜瘤的血供等，偶尔用于脊髓疾病脊髓空洞的检查。这种扫描方法现已较少用在颅脑方面，主要是费时和得到的信息并不多。

3. CT 图像清晰的有关因素及术语

（1）CT 值：CT 图像是由一定数量的由黑到白不同灰度的小方块（体素）按矩阵排列而成，这些小方块反映的是相应单位容积的吸收系数。X 线吸收系数再通过一定的公式换算成 CT 值，以作为表达组织密度的统一单位。反映衰减系数的 CT 值，不是绝对值，而是以水 CT 值为 0 时各组织与水进行比较的相对值。人体组织的 CT 值界限可分为 2000 个分度，上界为骨的 CT 值，为 1000HU（Hounsfield Unit）；下界为空气的 CT 值，为 -1000HU，脑实质的 CT 值约为 +35HU。

（2）空间分辨率和密度分辨率：CT 的分辨率分为空间分辨率和密度分辨率，是判断 CT 性能和说明图像质量的两个指标。图像像素大，数目少，空间分辨率低；反之，空间分辨率高。CT 图像的空间分辨率不如 X 线照片高，但密度分辨率比 X 线照片高得多，可显示 X 线照片无法分辨的组织。空间分辨率和密度分辨率两者互相制约，空间分辨率的提高，会导致密度分辨率的降低。如两者都要提高，则需增加 X 线源的能量。

（3）窗宽和窗位：人体组织 CT 值的范围有 -1000 到 +1000 的 2000 个分度，而人眼一般仅能分辨 16 个灰阶，所以为了提高组织结构细节的显示，分辨 CT 值差别较小的两种组织，需采用不同的窗宽显示图像。窗宽是指 CT 图像上所包括 16 个灰阶的 CT 值范围。例如窗宽用 100 时，图像可分辨的 CT 值为 100/16 = 6.25HU，即两种组织 CT 值差别在 6.25HU 以上，即可分辨。并且由于不同组织的 CT 值不同，应以被观察组织的 CT 值为中心进行观察，此即窗位或称窗中心。例如，大脑实质的 CT 值为 +35HU 左右，颅骨的 CT 值为 +500HU 以上；观察脑实质时可采用窗宽 +100HU 和窗位 +35HU；观察颅骨则应采用窗宽 +1000HU 和窗位 +500HU。提高窗位则图像变黑，相反，降低窗位则图像变白；加大窗宽则图像层次增多，组织对比减少，窗宽降至最低图像则没有层次，只有黑白图像。因此，为了使病变显示清楚，应根据具体情况调节窗宽和窗位，以获取较好的图像质量。

（4）部分容积效应和周围间隙现象：CT 图像上，各个像素所示数值是代表相应单位组织容积全体的 CT 值。如在同一层扫描面内含有两种以上不同密度横向走行而又互相重叠的物质时，所得 CT 值不能如实地反映其中任何一种物质的 CT 值，这种现象称为部分容积效应。由于部分容积效应影响，层面内不同结构物体的边缘轮廓如被斜行横断，其轮廓由于 CT 值的不准确而显示不清。例如侧脑室侧壁，于层面内斜向走行的导水管和没有扩大的侧脑室下角轮廓显示不清就是这种原因。在一个层面内，与层面垂直的两个相邻且密度不同的物体，其物体边缘部的 CT 值不能准确测得，结果在 CT 图像上，其交界的影像不能清楚分辨，这种现象称为周围间隙现象。周围间隙现象的存在，使密度不同的物体交界处，密度高的物体边缘 CT 值小，密度低的物体边缘 CT 值大，交界处影像不清。

（5）伪影：CT 图像上可出现各种伪影，往往是模糊或发生误诊的原因。扫描时患者的移动，高密度物质、低密度物质周围都可产生伪影，机器故障也可产生各种伪影。

4. 颅脑 CT 图像特点和分析要点

颅脑组织中，脑灰质比脑白质的 CT 值高，脑脊液的 CT 值最低。正常 CT 图像上，可以见到脑室、脑池、中央灰质、脑干、小脑结构以及松果体及脉络丛钙化影等。在阅读 CT 图像时，应该注意以下各点。

（1）正常结构的改变：如脑室、脑沟、脑回、脑池、松果体钙化影有否移位、挤压、变形、扩大或消失，左右是否对称。

（2）病理改变：如有钙化、血肿、肿块等病理改变时，需要注意：①病变部位；②病变的密度，高于脑组织者为高密度病变，低于脑组织者为低密度病变，等于脑组织者为等密度病变；③密度的均匀性，是均匀的高密度，均匀的低密度还是混杂密度的病变；④病变的边界，与正常脑组织是决然分明还是没有明确边界；⑤病变边缘的形态，有否一定形状，边缘是光滑还是不规则；⑥病变周围的改变，有无水肿等低密度反应带。

（3）造影剂强化反应：增强扫描病灶的强化，使病变形态、轮廓等显得更清晰，利于对疾病的定位和定性诊断。病灶的强化主要与血脑屏障的完整性、血管的通透性和完整性、有否异常血管等相关。由于血脑屏障的存在，正常脑组织不强化，但由于 CT 增强扫描所使用的造影剂量较大（60～100mL），正常脑组织的 CT 值测量可以略有升高，但 CT 值的升高一般在 5HU，若大于 5HU 应视为有强化。

（二）磁共振成像（magnetic resonance imaging，MRI）

利用某些特定的原子核（如 H$^+$）在磁场内受到特定射频脉冲激励时产生"共振"并发出无线电信号，经收集后由电子计算机处理成像。磁共振是利用电磁波成像，而不是利用电离辐射（如 X 线、γ 射线）或机械波（超声波）；磁共振成像显示的是物质的化学成分和分子的结构及状态，而不是显示物质的密度。

1. 磁共振成像的基本原理

众所周知人体是由分子组成，分子由原子核和周围电子构成，原子核又由带正电的质子和不带电荷的中子组成。含有奇数质子或中子的原子核可产生一定角度的自旋并且在其周围产生磁场。这种特性就是磁共振成像的基础。从理论上讲，很多元素都可用于磁共振成像，但目前常用的为氢质子（H$^+$）磁共振成像。

氢质子犹如一个小磁针，在强大的静磁场中按一定的方向排列及自旋（陀螺样运动，称进动），产生磁矩。一定磁场中，氢质子的共振频率称为 Larmor 频率，与磁场强度成正比。当进动状态的氢质子受到一个与 Larmor 频率相匹配的射频脉冲激发时，质子吸收能量产生激励。激励后的氢质子，由低能态变为高能态（即共振）。中止射频脉冲后，磁矩从与主磁场垂直的位置逐渐恢复到原平衡的位置（称弛豫），同时以相同频率无线电波的形式释放激励中吸收的能量。用接收线圈接收释放的能量，并转化为信号，经计算机复杂运算，呈现出人体断面图像。

在进行人体磁共振成像时，信号的强弱除取决于质子的数量，还与组织的弛豫时间有关。氢核受射频脉冲激励后，从高能量状态到低能量状态的恢复过程称为弛豫过程，分别由 T$_1$ 弛豫时间和 T$_2$ 弛豫时间描述。弛豫时间指射频脉冲停止后，沿静磁场方向的纵向磁化恢复约 63% 所需的时间，又称为纵向弛豫时间（或热弛豫时间、自旋-晶格弛豫时间）。当射频脉冲一停止，各个氢核的相位一致，信号最强。由于组织的固有特性和磁场的不均匀性，相位一致逐渐丧失，信号减弱。信号丧失63%所需的时间为T_2弛豫时间，又称横向弛豫时间（或自旋-自旋弛豫时间）。人体不同的组织有不同的T_1、T_2弛豫时间。一幅MR图像的灰阶影像，不是由一个参数起作用，而是由质子密度及T_2弛豫时间、流动效应、TR和TE等多种因素共同作用的结果，所以反映组织特性的图像称T_1加权图像weighted image，（T_1WI），反映组织T_2特性的图像称T_2加权图像（T_2WI），反映组织质子分布特性的称质子加权图像（ρWI）。如脂肪组织的质子密度大、T_1弛豫时间短、T_2弛豫时间长，在T_1加权像上信号最强（影像白），在T_2加权像上信号也强，也呈白色。脑与脊髓氢质子密度大，但T_1弛豫时间略长，在T_1加权图像上，影像比脂肪灰暗。肿瘤的T_1、T_2弛豫时间都较长，和正常脑组织相比，在T_1加权像上信号稍低呈灰黑色，在T_2加权像上信号强呈白色。骨皮质内活动质子少，T_2弛豫时间短，故在一切序列上图像都为低信号，呈黑色。含气的腔隙内同样无MR信号，故在一切序列也都呈黑色。

2. 磁共振图像的分析要点

磁共振图像虽也是黑白图像，但与X线平片和CT代表的意义完全不同。MRI图像的黑白是反映组织器官氢原子的分布及它在磁共振过程中的弛豫特性（T_1、T_2），同时也取决于成像技术（如脉冲序列和扫描时间参数），反映了组织的电信号强弱，电信号越强，影像越白；电信号越弱，影像越黑；无信号则为黑色（如空气）。通过组织本身固有特性参数（如质子密度、T_1、T_2和流动）对信号的影响，借助于不同的脉冲序列，尽可能地增加组织间的对比，使病变显示得更加清楚，增加影响诊断的有效性。因此，在MR图像分析中，必须充分了解各种因素对图像形成的影响，并正确认识MR扫描所选择和运用的脉冲序列，因不同的疾病以及不同的病理过程，病变的MR信号有时会相互接近，或"一征多病""同病多征"等，所以MR诊断除以征象为主要依据外，还要密切地结合临床资料，包括病史及其他的各种检查，作为MR图像征象研讨时的补充，对照和印证。

3. 磁共振的检查方法及应用

颅脑 MRI 常规检查主要横断面扫描，根据疾病需要再选择冠状面或（和）矢状面扫描作为补充，得到立体的定位和有利于定性。

（1）MRI 平扫：磁共振检查有着良好的软组织分辨率，大部分颅脑疾病均可以先行磁共振平扫来发现病灶，这一点远远优于 CT 的平扫。

（2）MRI 增强扫描：注射乱造影剂（Gd-DTPA）作增强扫描，因其顺磁性作用，缩短了组织的 T_1 弛豫时间，尤其是血脑屏障受到破坏时，可以把病灶显示得更清晰，有利于对疾病定性。

（3）磁共振血管成像（MRA）：有两类①无须造影剂的 MRA——TOF（time of flight）法、PC 法（phase contrast），显示脑的大血管；②用造影剂的增强 MRA，同时可以显示血管的细微结构和静脉。

（4）磁共振弥散成像（DWI）：指水分子的随意弥散运动——布朗运动。人体内水分子的弥散有自由弥散和限制弥散两种。水分子的弥散运动受组织分子结构和温度的影响，分子越松散，温度越高，弥散运动就越强。近年来在弥散加权成像的基础上发展的弥散张量成像（diffusion tensor imaging，DTI）除显示有关组织的弥散外，它还能显示机体脑白质纤维束走行的方向性及完整性，已经成为脑功能成像的重要手段。

（5）磁共振灌注成像（PWI）：有三种方法：①MR 动态磁敏感对比成像：注射造影剂和快速成像程序相结合，观察器官、组织和病灶微小血管的灌注循环情况。根据造影剂信号强度改变的大小描述脑组织灌注情况。常用评价指标有：局部脑血流（rCBF）、局部脑血容量（rCBV）及平均通过时间（MTT）参数来表达，其中 rCBV 是最直观的指标。在急性脑梗死早期，PWI 显示病灶中心血流灌注严重减少，而周围血流灌注逐渐增加。②血氧水平依赖（blood oxygen level dependent，BOLD）对比增强技术：无须造影剂。尽管属于灌注成像范畴，但主要用于脑皮质功能激发成像。③MR 动脉质子自旋标记成像（arterial spin labelling，ASL）是将动脉血作为内源性示踪剂、无创性地观测血流灌注情况的磁共振检查技术，可以提供相应血流动力学方面的信息。

（6）磁共振波谱（magneticresonance spectroscopy，MRS）：是利用体内奇数质子自身的磁性及外加磁场的作用使其磁化及振动（即共振），产生磁共振信号，经傅立叶转换成频率（波谱）作为诊断手段的检查方法。与磁共振成像（MRI）不同的是 MRS 主要检测的是组织内的一些化合物和代谢物的含量以及它们的浓度，由于各组织中的质子是以一定的化合物的形式存在，在一定的化学环境下这些化合物或代谢物有一定的化学位移并在磁共振波谱中的峰值都会有微小变化，它们的峰值和化学浓度的微小变化经磁共振扫描仪采集，使其转化为数值波谱。这些化学信息代表组织或体液中相应代谢物的浓度，反映组织细胞的代谢状况。即 MRS 是从组织细胞代谢方面来表达其病理改变的。近年来 MR 扫描仪的硬件和软件的开发和应用，其发展迅速，尤其在脑部应用最为广泛。MRS 是目前测定人体内化学物唯一的一种非创伤性的影像技术。检测的内容主要有：胆碱（choline，代表细胞膜功能）、肌酸（creatine，代表能量代谢）、N-乙酰天门冬氨酸（NAA，主要在神经细胞内）、脂质、乳酸盐（lactate，糖酵解产物），还有谷氨酸、谷氨酰胺、牛磺酸、甘酰胺、肌醇、苯丙氨酸及 GABA 等氨基酸类。根据这些代谢物含量的多少，浓度的变化，以 ^{1}H-MRS 曲线中产生不同的峰值及比率，来确定组织细胞结构或代谢的异常。

（7）脑皮质功能激发成像（functional MRI，fMRI）：是基于血氧水平依赖（blood oxygenlevel dependent，BOLD）技术的成像原理而来。BOLD 技术主要由于脑在进行各种活动时，会消耗氧和能量，使血液中的含氧血红蛋白变为脱氧血红蛋白，但为了保证脑组织活动的需要，同时也增加了大量含氧血红蛋白的血流的输入，包括微循环的开放和局部血管扩张，使得在局部区域内脱氧血红蛋白的浓度降低；由于脱氧血红蛋白是顺磁性物质，含氧血红蛋白是抗磁性物质。顺磁性物质在磁场中，受到磁化，在其周围产生一个微弱磁场，用较为敏感的 T_1^* 加权成像序列采集这种由于血氧含量对比发生变化而产生的微弱信号，则称为 BOLD。血氧活动与神经活动有着紧密的联系，神经细胞激活时需要消耗局部毛细血管中的氧，便出现 BOLD 反应。目前主要应用于神经科学、认知科学、心理学、临床脑科学的研究。

（8）磁敏感加权成像（susceptibility weighted imaging，SWI）：新近发展起来的成像技术，主要利用组织的磁化率效应（即不同组织之间的磁化率差异可引起相位信息差异），产生局部磁场的相位改变，对其进行数据采集和处理，使其局部所增加组织对比明显地用图像表达。目前 SWI 主要应用于脑血管病如脑微量出血、脑血管畸形如静脉型畸形、海绵状血管瘤、动静脉畸形等的诊断及术后评价。此外，SWI 序列对铁沉积非常敏感，对脑创伤、脑肿瘤和一些代谢性、退行性神经变性疾病的诊断也有一定作用。

4. 磁共振成像的优势和不足

（1）优势：磁共振是高科技仪器，具有较多的技术优势。MRI 可利用被检查组织的物理和生物化学特性（如水、铁、脂肪、血管外血液及其分解后的产物等）来做组织特性的评价，区别不同的组织；通过流动效应评价血液和脑脊液的流动情况；由于自旋回波序列扫描，骨皮质及钙不显影，被骨激包围的组织，如后颅窝和椎管内的组织可清楚地显示，不受骨骼伪影的影响；MRI 扫描，无须移动患者即可做多方向扫描，并且检查前不用对患者进行特殊准备；顺磁性造影剂无毒性反应，可用于血脑屏障完整性的研究。

（2）不足之处：信号采集慢，需时较长，一些生理活动都可影响成像的清晰；由于一些监护系统和维持生命系统的仪器，不能进入扫描的磁体房，或因扫描时间太长，患者不能耐受，对危重或不能很好合作的患者难以完成检查；带有心脏起搏器或体内存有磁铁性医疗装置或磁性金属异物的患者，不能进行检查；自旋回波成像中钙无信号，影响了以病理性钙化为特征病变的诊断。

二、血管病变检查

（一）非侵入性检查

1. 颅外颈部动脉

用双功超声或彩色超声成像系统检查，CTA 和 MRA 的检查。这些检查技术和方法已有很大的进步，与侵入性血管造影（如 DSA）结果的一致性很好，已有完全取代后者的趋势。

2. 颅内动脉

（1）用经颅多普勒超声（TCD）、经颅彩色多普勒超声。

（2）磁共振血管成像（MRA）：是利用梯度回波序列扫描成像的"流动增强效应"进行血流显像而无须对比剂。当血流通过受检部位时，受到梯度磁场和射频脉冲的作用产生犹如碘剂血管造影的明亮高 MR 信号，从而与呈无或低 MR 信号的周围组织形成对比。主要技术有时间飞跃法（time of flight，TOF）和相位对比法（phase contrast，PC）。可用于颈部颈动脉和椎动脉、颅内血管畸形、血管闭塞、动脉瘤、动静脉瘘等疾病的检查。近年 MRA 技术不断改进完善（包括多次重叠薄片扫描技术、磁化传递对比技术等），其中三维 TOF 具有高信噪比、高层面空间分辨率和良好快速血流显示，特别适于检查颅内动脉，对 DSA 未能显示病变的"隐匿性血管畸形"有肯定的诊断价值。对脑动脉瘤诊断的敏感性和特异性分别为 83% 和 92%，显示最小动脉瘤的直径为 3mm。MRA 虽然为一良好的无创性检查法，但由于自旋饱和或相位逸散可引起漏检、低估动脉瘤瘤体大小或不能显示动脉瘤与载瘤动脉的关系。MRA 对血管狭窄的阳性和阴性预测值分别为 70%～100% 和 90%～100%，由于对血管壁钙化灶不敏感，往往过高估价血管狭窄的程度。近年来应用对比增强 MRA（contrastenhanced MRA，CE-MRA）利用静脉注射顺磁性对比剂（二乙三胺五乙酸钆，Gd-DTPA）后即扫描采集血管的成像技术大大地提高了血管的分辨率。

（3）CT 血管造影（CTA）：是指经静脉注射造影剂后，利用螺旋 CT 或电子束 CT 对包括靶血管在内的受检层面进行连续不间断的薄层立体容积扫描，然后经计算机进行图像后处理，最后使靶血管立体显影的血管成像技术。CTA 的完成主要是基于多排螺旋 CT 或电子束 CT 在构造上的重大改进以及完善的计算机图像后处理技术，其中最主要的是所谓的"立体容积扫描"，这一点奠定了 CTA 的基础。目前 CTA 主要有三种三维血管显示技术：表面遮蔽显示（shaded surface display，SSD）、最大强度投影（maximum intensity projection，MIP）和容积漫游（或体积显示）（volume rendering，YR）。

CTA 具有下列优点：①快速，扫描时间一般不超过 60 秒，电子束 CT 则更快，特别适合于不能长时间检查的患者。②无动脉损伤及卒中的危险性，不受动脉瘤夹的限制，并能较好的显示钙化。③三维图像能从各个角度观察血管形态，可提供血管内、外的影响信息，显示血管及其与邻近结构的关系。但总体而言，目前 CTA 的空间分辨力尚不及 DSA，特别是不能显示脑循环由动脉至静脉的动态变化过程，不能代替常规脑血管造影显示末梢小血管以及不能显示颅内全部血管。

（二）侵入性血管造影术

1. 常规法

常规脑血管造影是动脉穿刺，快速注入造影剂，同时快速连续摄片，对脑血管影像进行记录，可准确反映脑血管解剖改变和实时动态显示脑循环由动脉至静脉的动态变化过程。但由于图像是两维的，不能旋转从多方面观察血管病变，并且受骨骼影像等背景的干扰，影响了图像的正确分析，而且还有动脉穿刺带来的各种危险，严重限制了常规脑血管造影的广泛应用。

2. 数字减影脑血管造影（DSA）

具体检查方法有两种，静脉性 DSA（IVDSA）即穿刺或经导管向静脉内注入造影剂，然后进行减影处理，以及动脉性 DSA（IADSA）即经股（肱）动脉插入导管，行选择性或超选择性动脉造影，然后进行减影处理。现多用动脉法。

（1）减影处理：是用数字化的造影画面，减去数字化的背景画面，只留下充盈造影剂的血管影像的先进造影方法。是将摄像靶区的背景结构经高性能影像增强器和计算机处理，变成数字化图像（蒙片）放入一存储器中，然后用同样的方法，再将同部位的造影图像（动像）送入另一存储器，由计算机把两者相减，使背景图像正负相消，只留下因注入造影剂而显影的靶血管影像，大幅度提高了分辨率。具体有时间减影、能量减影和混合减影等方法。并且能够进行多条脑血管造影检查，提供全面清晰的颅内、外血管影像，有利于发现病变，并显示部位、范围和大小，全面了解侧支循环的建立及颅内血液循环的情况。

（2）DSA 的优点：①选择或超选择造影，图像清晰，血管不重叠，对直径 0.5mm 以上血管（如豆纹动脉）都能确定有无病变。②动态图像及透视下旋转球管或在一定体位造影能较好暴露载瘤动脉和瘤颈，其定位准确率明显高于 MRA 和 CTA。尤其对直径 3mm 以下的动脉瘤，DSA 是唯一可靠的检查方法。③DSA 能较真实地反映脑血管狭窄、闭塞程度，可在排除脑血管痉挛的图像上利用光标测定实际狭窄程度及范围，判定血流动力学改变，观察侧支循环的形成，有利于临床了解脑血流状况，确定病变类型及分期。④根据造影结果，便于介入治疗。

三、脑功能显像（脑血流与代谢测定）

包括单光子发射断层扫描（SPECT）、放射性示踪氙的局部血流量测定（rCBF）、正电子发射断层扫描（PET），统称为发射型计算机断层显像。发射型计算机断层显像（emission computerized tomography，ECT）探测的射线是引入体内的放射性核素发射出来的 γ 射线，不同于 X 线、CT 探测的射线是来源于体外穿透人体的 X 射线，后者称为穿透型。

成像原理：注射示踪剂后，靶器官与非靶器官，正常组织与病变组织对示踪剂的摄取量不同，或选择性摄取、丧失摄取功能等，使示踪剂的分布出现显著不同。SPECT 或 PET 等核仪器的探测器，收集来自靶器官内发射出的核射线，并据射线密度的不同，经计算机按与 CT 类似的成像原理进行计算，组成图像。这种图像直接反映器官各部位的代谢、血流、生理、生化等改变，故称之为"功能显像"。

SPECT 结构上有两类，一类为多探头的环型，PET 也采用这种结构，分辨率高，成像时间短，但价格较高；另一类为 γ 照相机，其探头围绕身体旋转360°或180°，进行全角度或有限角度的采样，是 SPECT 的主流。SPECT 常用的放射性药物是 ^{99m}Tc 和 ^{133}Xe 标记的各种药物，皆发射低能 γ 射线，半衰期相对较长。PET 使用的核素发射的是正电子，与电子相撞而湮灭时产生两个方向相反的 γ 光子，分别射入两个探头，通过符号电路而被探测到。不能同时射入两个探头的两个光子，不能形成符号信号被记录，因此 PET 被称为"光子准直"或"电子准直"，免去了一般的屏蔽型准直器，极大提高了探测灵敏度。但发射正电子的同位素半衰期很短，需由回旋加速器产生。常用的有 ^{15}O、^{11}C、^{13}N、^{18}F 等所标记的化合物，如 ^{18}F 脱氧葡萄糖、$^{15}O_2$、$C^{15}O_2$ 或 $^{13}NOH_3$ 等，是人体所需要的化合物，可通过血脑屏障参与脑部代谢，因此 PET 可用于研究脑部活动的功能。

（一）ECT 技术的优势和不足

1. 优势

ECT 技术是一种解剖形态和脏器功能相结合的"功能影像"，在一张图像上既可分析器官的形态，又可获得器官的整体及局部的功能情况；在某些疾病的诊断中灵敏度、准确性很高，有早期诊断的价值，并且进入了细胞和分子水平，能够观察脑细胞在思维活动中糖代谢等情况的变化，是一种无创检查。

2. 不足

图像的解剖结构分辨不如 X 线、CT、MRI，图像处理比 CT、MRI 复杂，显像剂和采集方法不同，同一种显像剂用不同的采集方法可达到不同的目的，并且诊断术语相对较模糊。

（二）常用的 ECT 技术

1. 脑血流灌流显像和定量测定

脑血流灌流显像应用的放射性标志物为 $^{99m}Tc-HM-PAO$，$^{99m}Tc-ECD$ 和 ^{133}Xe，它们通过脑循环时，正比于局部脑血流量，单向被动扩散进入脑组织。正常脑组织显像表现为灰质、基底节、丘脑、脑桥等脑细胞集中的部位放射性物质的进入量明显高于白质区及脑室，形成皮质部位呈现浓影，白质及脑室部位为淡影，皮质之中以枕叶最浓，额叶次之，两侧影像基本对称。

脑血流定量测定分为绝对测量和半定量测量。绝对测量应用的是 Fick 物质守恒原理，半定量测定是选定某一区域为参照，其他感兴趣区的放射性密度，计算出相对血流量。半定量法简单易行，是分析影像的重要补充手段。绝对测量脑血流量的正常值为 40～55mL／（100g·min），皮质为 50～70mL／（100g·min），白质为 20～30mL／（100g·min）。

2. 脑代谢与神经受体显像

主要由 PET 完成，因为使用的核素是能参与脑代谢的 ^{11}C、^{13}N、^{15}O、^{18}F 等正电子发射体。常用的脑代谢显像有葡萄糖代谢显像、氧耗量显像和蛋白质代谢显像。葡萄糖代谢显像的机制是 ^{18}F-氟化脱氧葡萄糖（^{18}F-FDG）通过血脑屏障入脑后，被己糖激酶磷酸化为 6-磷酸 ^{18}F-FDG，不能继续代谢也不能透出血脑屏障，滞留在脑组织中，据此可获得可靠的放射性分布影像，并且借助生理学模型的计算可得到局部和全脑的葡萄糖代谢率。

神经受体显像也有多种，如多巴胺受体显像、乙酰胆碱受体显像、5-羟色胺受体显像、阿片受体显像、γ氨基丁酸受体显像等，其机制为显像剂入脑后与神经受体特异结合，应用 PET 或 SPECT 进行显像，可得到神经受体的解剖分布图，借助房室模型可估算显像剂与受体的结合密度和结合解离常数，用以反映受体数量和受体活性。

3. 脑显像、放射性核素脑血管造影和脑池显像

脑显像是利用血脑屏障阻止放射性药物进入脑细胞，正常脑实质呈放射性空白，而病变处血脑屏障破坏，放射性药物聚集。放射性核素脑血管造影是静脉"弹丸"式注射显像剂，连续采集，呈现显像剂在脑血管内充盈、灌流和流出的情况从而了解脑血管的形态和血流动力学变化。脑池显影为显像剂注入蛛网膜下腔后随脑脊液分布，显示蛛网膜下腔和个脑池的影像。

第二节　脑梗死的影像学诊断

一、病灶影像检查

缺血性脑血管病是脑血管病变引起急性脑缺血所致的脑组织坏死，即形成脑梗死。病理生理上，当脑血流量下降达正常值的 15%～20% 以下时，神经细胞膜的 Na^+/K^+ 泵失调，钠和水流入细胞内，导致细胞内水肿。但这时 CT 及常规 MR 扫描仍为阴性。6 小时后出现脑细胞坏死和血脑屏障破坏，第 2 天至 1 周，脑梗死占位效应逐渐明显；在 8～14 天，梗死灶周围出现较丰富的新生血管及对病灶的修复，但血脑屏障尚未修复，这时增强扫描，梗死区出现脑回样强化。在 15 天以后，轻微的脑梗死可逐渐修复，经治疗后不能修复的可转变为脑软化或囊变，并逐渐出现脑萎缩征象。由于 CT 扫描时间短，多数医院 CT 室有 24 小时值班，一般都先做 CT 检查，以排除脑出血作为首选。但若有条件时，应首选 MR 检查，MR 比 CT 能更早地发现病变。对不典型的脑梗死，MR 的多方向切面观察病灶是否具有脑血管分布区的特性也比 CT 优越。目前利用 MR 的一些先进技术对超急性期（6 小时内）的缺血性脑血管病及早作磁共振弥散成像和灌注成像，了解病灶区病理生理变化，确定是否可做溶栓治疗等有重要作用。

（一）CT

1. 影像学特征

CT 虽能直接显示梗死灶，但不能显示闭塞或狭窄血管及其病因。梗死灶多位于一条主要脑动脉供血区内，其中以大脑中动脉区常见（占 60%，大脑后动脉，大脑前动脉 5%，后颅凹 5%，多个动脉区及分水岭区 14%）。而部分供血区梗死又比全供血区更常见。典型梗死灶呈楔形的低密度区，常累及灰质和白质。这与肿瘤、脓肿和脱髓鞘病灶只累及局部脑区或白质有明显区别。累及深部白质和基底节的纹状体、内囊梗死为多条大脑中动脉深穿通支闭塞或短暂性 MCA 主干闭塞或皮质侧支循环良好的持久性主干闭塞引起。腔隙性梗死灶直径<1.5cm。

（1）早期特征：缺血性脑血管病最初24小时内一般不能显示梗死区的密度变化，难以做出诊断。少数大片脑梗死病例可于血管闭塞后6小时甚至更短时间，显示大范围密度略低区，累及皮质和白质，边界不清。部分病例显示早期特征性改变：①致密动脉征：发生在大脑中动脉、颈内动脉、椎动脉和其他大动脉。表现为一段动脉密度增高，CT值为77～89HU，而正常动脉为42～53HU，动脉粥样硬化斑为114～321HU。动脉密度增高为血管栓塞或血栓形成所致，易形成大面积脑梗死，预后不良。②大脑中动脉闭塞时的岛带（脑岛、最外囊和屏状核）皮、白质界面消失；豆状核轮廓模糊或密度减低。

（2）梗死特征：血管闭塞后第二天，缺血区脑组织密度明显减低，其部位及范围与闭塞血管供血区一致，边界不清，密度不均，在低密度区内散在高密度的斑点状影，代表梗死区内脑组织相对无损害区。1～2周，低密度区的密度变均匀且边界清楚，2～3周，梗死区因脑水肿消失和吞噬细胞的浸润，密度相对增加而成为等密度，称之为"模糊效应"。以后密度持续降低，1～2个月后，达脑脊液水平。脑梗死，特别是范围较大者，由于伴有脑水肿，也会产生占位效应；病后1～2周占位表现最为显著，以后逐渐消退。脑梗死经水肿期、吸收期，于第4～6周转入瘢痕期，坏死组织被吞噬、移除，仅遗留一囊腔，表现为边界清楚的低密度区。由于梗死灶液化、脑组织丢失或瘢痕收缩，可见邻近脑沟、脑室增宽扩大，中线结构向病侧移位，为陈旧性梗死灶。

（3）增强特征：脑梗死的不同阶段对造影剂强化反应不同。梗死区强化一般认为是由于血脑屏障破坏，新生毛细血管产生和血液过度灌流所致。梗死早期侧支循环刚开始建立，含造影剂的血液不能灌流梗死区的血管，此时即使梗死区有血脑屏障受损，也不发生强化。当闭塞血管发生再通或随新生毛细血管增生、侧支循环进一步建立时，含造影剂血液便可进入梗死区，经受损血脑屏障的血管外溢而出现造影强化。待受损和不健全的血脑屏障逐渐恢复，即不再出现造影强化。

（4）梗死性出血特征：常位于脑回边缘，表现为在低密度梗死区内出现点状、不规则的斑片状高密度影或脑回样密度增高，与一般脑出血相比，其边界不清、密度较低，但较少白质水肿和脑沟变窄。而原发脑出血灶密度更高、更均匀，不限于灰质，不表现脑回状而多为圆或椭圆形。

（5）腔隙性脑梗死特征：显示为基底节区或丘脑区卵圆形低密度病灶，边界清楚，直径 10～15mm。梗死区密度随时间逐渐减低，4 周后接近脑脊液密度，并出现萎缩性改变。

（6）混合性卒中特征：表现为在大脑同一侧半球的不同区域或不同侧半球大脑、脑干或小脑，同时有脑梗死的低密度影和脑出血的高密度影。

（7）分水岭梗死特征：常见于：①大脑皮质大脑中、前动脉供血区交界处：其特征是比通常的大脑前动脉梗死灶更靠外侧；从皮质向深部脑室旁白质扩展，而区别于肿瘤引起的只累及白质的脑水肿。②大脑中、后动脉的顶-枕交界处。

（8）静脉性脑梗死特征：由静脉窦和脑静脉血栓形成引起。①低密度区边界通常早期明显，脑水肿严重；②低密度区常超过一条主要动脉的供血区；③常见低密度区中央有斑片样或呈指状的出血；④增强扫描下的静脉窦流空三角征：垂直于上矢状窦的层面可见其边缘密度增强，内部由血栓充满而显示为低密度。由于侧支静脉通路增加，大脑镰也有增强，静脉窦血栓形成的 CT 表现有时缺乏特异性，甚至常无阳性发现，故有条件者可作 MRI 或血管造影。

2. 临床应用

(1)急性早期（3～24 小时）：适用于临床分型为 TACI 或较重的 PACI 者，目的排除脑出血，确定病变大小、性质，是否为溶栓治疗适应证。如发现病侧大脑中动脉分布区显示：①局部密度减低；②岛叶与基底节分界模糊；③大脑外侧裂、脑沟及蛛网膜下腔稍变浅；④侧脑室稍受压，提示为大脑中动脉主干或颈内动脉终末段闭塞；⑤偶在颅底可见高密度的大脑中动脉——MCA 高密度征。

一般非出血性脑梗死在起病 24 小时内常不能显示。如果临床考虑为腔隙性或小梗死，而估计为脑出血或急需溶栓治疗的可能又不大者，我们建议在发病 48 小时后才做首次 CT 检查，避免阴性结果而要再次复查，加重患者经济负担。

（2）急性期（24～48 小时）：可确定梗死灶部位、大小。还能显示脑水肿及程度，以及有无合并出血和脑疝。一般缺血性脑水肿的高峰期在 3～5 天，2～3 周后完全消退。少数大片脑梗死可在 24 小时达高峰并引起脑疝。

（3）复查：①临床怀疑为大片脑梗死，而急性早期 CT 无明显异常发现者，应在 24 小时后再复查，将能清楚显示梗死灶，有助于指导治疗。②CT 证实脑梗死，如病情有明显恶化者可随时复查，以了解脑水肿进展及程度、有无合并出血和脑疝。③临床考虑为大脑半球中小梗死，但 24～48 小时内 CT 无相应异常发现，且病情稳定者，不必要复查，以免加重患者的经济负担。因为第一次 CT 已排除能引起神经功能定位征的其他常见病因：如肿瘤、脓肿、感染及脱髓鞘病变等；而且病情稳定说明治疗有效。

3. 缺点

（1）后颅窝病灶：对后颅窝（脑干、小脑）小梗死观察，因不能消除骨影不够可靠，但采用高分辨率 CT 和薄层扫描技术，可一定程度上克服该缺点。

（2）微小病灶：1cm 以下的病灶常有遗漏。

（二）MRI

常规（标准）MRI 包括 T_1 加权成像；T_2 加权成像；液体衰减反转回复序列成像（Flair，水抑制成像）。对脑梗死，T_2 加权成像最早在缺血后 5～6 小时可发现异常改变，但通常要 18～24 小时病灶显示才较好，且对排除颅内肿瘤、感染等有较大价值。另对临床考虑为脑干梗死者，应在发病 24 小时后 MRI 检查，而不做 CT 检查。

1. 一般影像特征

脑组织缺血后出现病变区水肿，早期为细胞毒性水肿，MRI 对水含量变化极为敏感，当变化 3% 时即有明显的 MRI 信号改变，表现为加权像呈低信号，T_2 加权像呈高信号，尤以 T_2 加权像的长 TE、TR 序列最敏感。理论上脑缺血 1～2 小时即可见的 MRI 信号改变，实际上，目前常规 MRI 技术下，一般要 6～7 小时后信号改变才比较明显。小病灶，尤其是脑干的小梗死灶也可清楚显示。梗死第 2 天起，血浆蛋白漏出进入病变组织使 T_1 值缩短，T_1 加权像呈等或稍低信号，但

T_2 加权像仍呈明显高信号。1 周后坏死组织开始被清除，梗死灶的边缘出现新生血管及新鲜肉芽组织，个别病例于病灶边缘在 T_1 加权像上可见脑回样线状高信号，可能为新鲜肉芽组织或新生血管周围血液渗出所致，为脑梗死特别是大面积脑梗死后病变演变过程中的一种表现，而非真正的出血性脑梗死。作 Gd-DTPA 增强扫描，病灶周边有明显脑回样强化，为"亚急性期"脑梗死的特征性表现。

一般来讲，梗死灶的范围与脑动脉供血范围一致，常同时累及皮质和白质，典型病灶呈三角形或楔形尖端指向脑室，亦可呈长方形，T_1 加权像呈低信号，T_2 加权像呈高信号。由于病灶内可含少量正常脑组织或肉芽组织，其信号强度不很均匀，伴脑水肿和轻度占位效应。

2. 脑水肿特征

脑梗死尤其是大面积梗死常伴脑水肿和占位效应，但占位效应相对较轻成为特点。脑水肿在 T_1 加权像呈低信号，T_2 加权像呈高信号，早期常与梗死灶界限不清，一般 1 周后开始消退。早期脑水肿主要为细胞毒性水肿，常沿血管分布，血管再通后或侧支循环形成后的血管源性水肿多沿脑白质蔓延，越过阻塞血管分布区，并且相对高的灌流压损伤血管壁易引起出血。

3. 梗死性出血特征

多见于栓塞性脑梗死或在溶栓治疗过程中出现，在脑梗死表现的基础上加权像上于病灶内显示斑片状高信号出血灶，常在梗死 1~5 天内出现，系血管再通后相对高的灌流压使已损伤的血管壁破裂所致。

4. 腔隙性脑梗死特征

多位于基底节区、丘脑和脑桥，呈小点片状，常多发。T_1 加权像呈低信号，有时呈稍低或等信号使其在 T_1 加权像上显示不明显，但 T_2 加权像呈明显高信号。脑桥腔隙性梗死灶常呈前后走向的裂隙状，矢状面显示清楚，形态具有特征性。

5. 陈旧性脑梗死特征

如脑梗死范围小且治疗及时，几个月以后 MRI 仅示局部脑萎缩，否则将演变成"慢性"脑梗死。病灶内神经胶质增生并逐渐形成囊性软化灶，其内部于 T_1 加权像呈低信号，T_2 加权像呈高信号，与脑脊液信号相近，同时伴周围脑实质的萎缩性改变，如局部脑沟增宽、邻近病灶处脑室局部扩大，甚至中线结构向患侧移位。有些老年患者常于 T_2 加权像上见脑白质内或皮质下散在小点片状高信号区，但患者多无临床症状。目前对其成因有多种解释，但根本上系慢性脑缺血所致。

6. 静脉性脑梗死与静脉窦血栓形成

静脉窦大多有流空效应而呈无信号区，当有血栓形成后流空效应消失，约 1 周由于血栓内正铁血红蛋白（methemoglobin，MHb）和细胞溶解的作用，静脉窦在 T_1 和 T_2 加权像上均呈高信号，为较明显的特征，2 周后常有再通，流空现象又随之出现。伴有的脑积水表现为脑室系统扩大，如有梗死灶可见相应 MRI 信号表现。

7. MRI 下的脑梗死灶易与下列病变相混淆，应注意鉴别：

（1）超急性期脑出血：T_1 加权像血肿为等信号，水肿呈低信号，T_2 加权像影响其信号变化的主要是水肿信号，故呈高信号，与脑梗死信号相似，但注意病灶的形态和脑出血影像学征象在 MRI 上随病程进展有规律性的演变过程，从而加以鉴别。

（2）多发性硬化：常多发，呈小片状，T_1 加权像呈低信号，T_2 加权像呈高信号，与腔隙性脑梗死相似，但病灶多位于脑白质及脑干，结合病灶位置和患者年龄、病史等有助于两者的鉴别。

（3）肿瘤伴出血：T_1 加权像上也呈现病灶内散在的斑片状高信号，与梗死性出血相似，但肿瘤占位效应明显、持久，Gd-DTPA 增强一般可见肿瘤强化，与脑梗死的特征性脑回样强化不同。

（4）脑内血肿：其信号强度均匀一致，有特征性信号演变规律，而梗死性出血的出血灶之间常有坏死组织使信号强度不均匀，且无血肿的特征性信号演变。

8. 诊断脑梗死时，与 CT 相比，MRI 的优缺点：

（1）优点：①空间分辨力和组织分辨率高。②对后颅凹观察无伪影，对脑干梗死诊断更敏感、可靠。③鉴别出血与非出血性梗死及诊断静脉窦血栓形成更敏感。

（2）缺点：①相对成像时间长，不合作患者检查困难。②患者体内不能有铁性磁体，否则引起危险。③使心脏起搏器失灵。④相对不够普及，价格昂贵。

（三）功能 MR

1. 弥散加权成像（diffusion weighted imaging，DWI）

是一种 20 世纪 90 年代发展起来的新 MR 方法。要求磁场强度在 1.5T 以上的磁共振机，配合专用软件进行。主要是利用弥散敏感梯度脉冲序列扫描并采集信号所得的图像即 DWI。通过定量计算水分子的表观弥散系数（apparent diffusion coefficient，ADC）来确定水分子弥散的速率大小。是一种对脑梗死超早期诊断很有价值的 MRI 方法。

在缺血性脑血管病的研究中，常规 MRI 技术 T_1、T_2、质子密度加权像对于症状发生后 12～24 小时的梗死范围和部位的评价是非常有价值的，并能结合 MRA 非创伤地评价颅内和颅外血管。然而，在缺血的最初 6 小时内，这些方法并不能充分评价缺血的范围和严重程度。DWI 对早期缺血改变非常敏感，在缺血性脑血管病的早期，由于缺血后导致水分子弥散运动减慢，Na^+–K^+–ATP 酶泵功能降低而引起"细胞毒性水肿"，脑缺血部位 ADC 值显著低于正常脑组织，缺血性脑血管病 30 分钟内 DWI 即可有明显改变，因此 DWI 较常规 T_2WI 能更早地发现脑缺血的改变。DWI 在发病 6 小时内，对发展中局部脑缺血的检测表现出极大的优势，使超早期诊断脑梗死成为可能。对新近的梗死灶由于其弥散受限在 DWI 上呈高信号，而对于陈旧性病灶由于血管源性水肿和组织坏死液化，弥散程度受限减低，中间有一个过渡期（约梗死 2 周）DWI 呈不易分辨的等或稍低信号。DWI 可以反映脑梗死的形成、发展和转归不同阶段的变化，对指导临床治疗有积极意义。

弥散张量成像（DTI）是在弥散加权成像的基础上发展的，指的是水分子在不均质组织内具有弥散各向异性的特征。脑缺血后病变区水分子扩散能力下降，脑组织水肿、纤维肿胀，纤维束间隙变小，纤维束受压迂曲、移位，部分可能破坏中断等，为临床分析、判断患者的运动功能和预后以及指导康复治疗都有一定帮助。

2. 灌注加权成像（perfusionweighted imaging，PWI）

PWI 是利用快速扫描技术，通过评价脑血流量（CBF）、脑血容量（CBV）及平均通过时间（MTT）来描述早期缺血性脑血管病患者脑血流低灌注梗死区及缺血半暗带区。目前较常用的是血管内造影技术，通过静脉团注 Gd-DTPA，因其在短时间内能相应改变组织的磁化率，因而改变磁共振信号的强弱来测量组织的血流动力学改变。

PWI 能在超早期阶段提供非常有用的信息。在超早期脑梗死灌注图像改变要先于 DWI 图像改变。PWI 显示的超早期病灶中心血流灌注严重减少，而周围血流灌注逐渐增加，甚至出现过度灌注区。PWI 在评价脑缺血的血流动力学变化时，可得到与正电子发射体层摄影（PET）相似的结果。MTT 是一个非常敏感的脑缺血指标，它基本上可确定脑缺血性病变的范围；rCBV/rCBF 在脑缺血的最初阶段即发生变化，被认为是一个比较敏感的脑缺血指征。

3. DWI 与 PWI 结合

脑梗死病灶由缺血中心的梗死灶及周边的缺血半暗带组成，治疗的关键在于抢救缺血半暗带。缺血半暗带在 DWI 是围绕异常弥散核心周围的正常弥散组织，在 PWI 它具有灌注减少（由 rCBF 或 MTT 测量）但在以后的扫描灌注增加的特征。缺血半暗带的区域具有团注 Gd-DTPA 后 MTT 平均增加 73% 而相对 CBV 增加 29% 的特征；缺血半暗带的 PWI 及 DWI 是一个动态的过程：即在超早期，PWI 显示脑组织血流灌注异常区域的面积大于 DWI 上的异常信号区，DWI 所示异常信号区多位于病灶中心，于发病几个小时后 DWI 上所示异常信号区域逐渐扩大，与 PWI 所示血流灌注异常区域相吻合，最终发展为梗死灶。

在最初 24 小时可以看到 4 种灌注-弥散异常的方式。

1 型：灌注减低体积>弥散异常体积（70%）。

2 型：灌注减低体积=弥散异常体积（10%）。

3 型：灌注减低体积<弥散异常体积（10%）。

4 型：正常的灌注，异常的弥散（10%）。

3 型和 4 型表明在检测的时刻，部分或整个再灌注已经发生，并且出现时间（平均 9 小时）晚于 1 型和 2 型（平均 6 小时）。

PWI 可以观察再灌注是否已经发生，评价灌注缺损的严重程度，结合 DWI 和 PWI 可以从理论上证实可逆和不可逆组织的特征。根据弥散和灌注缺损之间相差的区域可以给出处于危险状态组织大小量的标志：灌注体积远远大于弥散缺损，可能表明较大的区域具有潜在的危险性，如果积极采取措施恢复血流灌注，则这部分组织可以恢复；而相符的弥散缺损和灌注缺损可能标志着病损已经达到它的最终不可逆的大小。

总之，结合 DWI、PWI 及 MRA 可以超早期发现缺血性脑血管病的病变部位、损害范围、机制、缺血的可逆及不可逆损害区，缺血半暗带大小，血流灌流及过度再灌注情况等，为溶栓治疗提供直观的影像学资料。对决定是否溶栓，排除 TIA 有重要价值，因此 DWI 和 PWI 具有广阔的应用前景，并可部分代替 PET 用作临床研究。

二、血管病变诊断

主要确定导致脑梗死的血管病因：有无狭窄、闭塞、血管病变及它们的严重程度和部位。

（一）非侵入性检查

1. 颅外颈部动脉

用双功超声或彩色超声成像系统检查；MRA 检查。两者的检查技术和方法不断进步，与侵入性血管造影结果的一致性很好，已有完全取代后者的趋势。

2. 颅内动脉

（1）用经颅多普勒超声（TCD）；经颅彩色多普勒超声（TCCD）。

（2）磁共振血管造影（MRA）。

（3）螺旋 CT 血管造影（CTA）：静脉注射造影剂后 CT，可三维重建颅内动脉解剖敏感度与 MRA 相近，可代替 MRA，且速度快，价格较便宜。

目前上述检查还不能完全代替损伤性脑血管造影，尤其对颅内小血管病变的诊断。

（二）侵入性血管造影术

1. 常规法

现多用选择性导管术至血管起始部注射造影剂连续拍片的方法。

2. 数字减影法（DSA）

现多用动脉法。

三、正电子发射断层扫描

由于其技术复杂，设备昂贵，需用放射性同位素，检查费用为 CT、MRI 的数倍，故目前主要用于脑血管病的临床科学研究，而较少用于临床诊断。

（一）研究脑血流与代谢调节

PET 是目前唯一能直接提供有关脑血流和脑代谢的 6 个主要生理参数的定量技术，即脑血流量（CBF）、脑血管容量（CBV）、脑血流平均通过时间（MTT，通常以 CBF/CBV 比率测算）、脑灌流压力（CPP，以 CBF/CBV 表示）、脑氧代谢率（$CMRO_2$）、氧摄取分数（OEF）以及脑葡萄糖代谢率（CMRglu）。

生理条件下，由于自身调节功能，局部 CBF 保持稳定，CMRglu、$CMRO_2$、CBV 及 OEF 也总是很稳定。一旦 CPP 降至自身调节的低限，CBF 即开始下降，但由于 OEF 增加，$CMRO_2$ 可保持不变。当 CPP 继续下降，发展至局部 OEF 增加至接近理论最大值 1.0 时，大脑仍维持 $CMRO_2$ 正常。此期可称为灌流储备期，也可称为"血量减少"。如果 CPP 进一步下降，则脑细胞缺血、缺氧，$CMRO_2$ 急剧下降，称为"真性缺血"，此时出现神经元功能受损，包括两种状态：可逆的（缺血性半暗带）和不可逆缺血损害状态（梗死）。

由于 CPP 降低可被阻力血管扩张抵消，早期常见 CBV 明显增加。通过 CBF 和 CBV 能计算出 CBF/CBV 比值（min^{-1}），后者可较好反映 CPP；因此可作为一种血流动力学储备指数，即阻力血管在 CPP 下降时血管扩张的储备，应用该比值可将 CPP 下降各期分开。CBF/CBV 阈值 $Tmin^{-1}$ 以下时（正常对照为 $10 \sim 12min^{-1}$），CBF 下降，OEF 升高，相当于自身调节的下限。CBV 升高至最大时，OEF 值约为 0.53（生理值为 0.40）。最后，$CMRO_2$ 开始下降，CBF/CBV 比值稳定在 $4min^{-1}$ 左右。

（二）研究脑梗死的病理生理

1. 预测梗死的发生与大小

分析 PET 参数和组织最终结果的关系表明，通过 CBF 和 $CMRO_2$ 阈值可鉴别结构完整区和坏死区。缺血性脑血管病急性期，$CMRO_2$ 值低于 $1.4mL \cdot 100g^{-1} \cdot min^{-1}$ 的灰质，最终必然发生梗死。高于这一阈值，组织的预后则不确定，这与半暗带概念相一致。如果测得梗死部位脑组织 CBF 低于 $12mL \cdot 100g^{-1} \cdot min^{-1}$ 和 $CMRO_2$ $65\mu mol \cdot 100g^{-1} \cdot min^{-1}$ 的阈值，脑细胞死亡不可避免，各种治疗无效。过度灌流（luxury perfusion，LP）即非营养性再灌流，其特征为氧供大于氧需，其 PET 标志为 OEF 下降。LP 与低灌流相反，提示以前缺血组织再灌流。因为这种灌流进入的组织细胞已死亡又称为非营养性再灌流。有报道认为，LP 区 CBV 增加（真性充血）表明该区血管麻痹性扩张。研究表明，发病 5～8 小时后 PET 评价其低代谢的组织容积与发病 3 个月后 CT 所示梗死容积高度相关，但两者并不相等，因为周围组织还存在缺血半暗带。因此，缺血性脑血管病急性期明显低代谢区的图谱可早期评估已经明确的损害，还能预言最终梗死的最小容积。

2. 再灌流与半暗带

研究发病 5～18 小时的患者，1/3 有早期高灌流，提示其闭塞动脉再通。这类患者大多数并无代谢降低，反而 $CMRO_2$ 明显升高，这表明细胞间能量依赖的过程在缺血后有所恢复。这部分病例，其恢复期 CT 常显示梗死灶较小。这点与再灌流可能加重缺血性损害的理论相左，但与动物研究显示的早期再灌流可减小梗死面积相一致。说明人类早期高灌流不仅无害，反而有益。关键是再灌流的时间，时间对于缺血组织至关重要。有人研究了缺血性脑血管病发病数小时内的半暗带向梗死的转变情况：有些尽管 CBF 稳定，$CMRO_2$ 仍下降，伴随 OEF 的戏剧性下降，即从高值降至低值，表明组织氧的耗竭；但有些并不出现加重，这与半暗带可逆与不可逆双向特征相一致。一系列的 PET-CT 相关资料分析表明，半暗带组织的最后结果（梗死或恢复），的确因人而异，而且即使同一患者不同区域也可发现血肿破入脑室的途径，表现为高密度区的通道使脑室与血肿相连。

(2) 血肿溶解吸收期（2周～2个月）：发病后 2 周左右，或更早一些，血肿开始溶解吸收。血肿边缘的血红蛋白破坏、纤维蛋白溶解，高密度血肿边缘变模糊，高密度区向心缩小。血肿边缘部分密度降低，边界逐渐不清。溶解与吸收逐渐向中心发展，密度平均每天减少 1.4HU，20 天左右由原来的高密度影转为等密度影，约 3～4 周后血肿完全溶解，病灶逐渐转为低密度影。

(3) 囊肿形成期（>2 个月）：经过 6～8 周后，小的出血 CT 上可看不出痕迹，较大的血肿则成为边界清晰的充满水样液的囊肿。

脑出血的 CT 表现与血肿形成、吸收与囊变三个病理阶段过程一致。

(4) 脑水肿：血肿周围的水肿也呈动态改变。在出血第一天可不出现或表现轻微，CT 上表现为血肿周围宽度均匀的低密度带。出血后 2 周水肿最明显，范围最大，出现率 100%。以后水肿逐渐减轻，血肿吸收期高密度灶周围的低密度带由周围的低密度血肿带和水肿共同构成，增强检查所显示的环影可将两者分开，环外低密度为水肿，环内低密度为血肿周边的吸收带。

(5) 增强：多数情况下，对脑出血患者不作增强扫描。为了鉴别诊断或研究需要，进行强化造影，可发现血肿周边的低密度影内有环状强化，这种强化于发病后 3～5 周出现率最高。这种强化环，Zimmerman 认为是由血肿周围毛细血管肉芽组织增生、自动调节机制丧失所产生的血液过度充盈和血脑屏障破坏等三种原因引起的，而 Laster 认为早期是血脑屏障破坏所致，晚期是毛细血管增生，肉芽组织形成。

3. 蛛网膜下腔出血

在出血急性期 CT 阳性率约为 80%～100%，随时间越长，阳性率逐渐减低，一周以后 CT 很难查出。蛛网膜下腔出血的直接征象是蛛网膜下腔密度增高，脑沟、脑池密度增高，出血量大时呈铸型。大脑前动脉破裂，血液多积聚于视交叉池、侧裂池前部；大脑中动脉破裂，血液多积聚于一侧的外侧裂附近，亦可向内流；颈内动脉破裂，出血也以外侧裂为多；椎基底动脉破裂血液主要积聚于脚间池和环池。蛛网膜下腔出血继发损害的征象较多，有脑积水、脑水肿、脑梗死、脑内血肿、脑室出血和脑疝等。脑水肿是由颅高压及脑血管痉挛所致，弥漫性低密度，以白质为主。脑梗死是严重血管痉挛的结果。

（二）MRI

1. 脑出血

脑出血后血红蛋白在向含铁血黄素演变过程中形成不同形式的血红蛋白，各有其不同的 MRI 信号特点：脱氧血红蛋白（deoxyhemoglobin，DHb）属顺磁性，分布不均可产生 T_2 弛豫增强效应（T_2 proton relaxation enhancement，T_2PRE），使 T_2 值缩短，T_2 加权像呈低信号。正铁血红蛋白（methemoglobin，MHb）有明显顺磁性，也具有 T_2PRE 效应，但细胞溶解后 MHb 分布均匀，T_2PRE 效应消失反而使 T_2 值延长。MHb 内含大量不成对电子，与水分子作用产生"质子-电子、偶极-偶极"质子弛豫增强效应（proton-electron，dipole-dipole andproton relaxation enhancement，PEDDPRE），使 T_1 值缩短，T_1 加权像呈高信号，同时也缩短 T_2 值。含铁血黄素不溶于水，不论被巨噬细胞吞噬还是在细胞溶解后，其始终分布不均匀具有持久的 T_2PRE 效应，缩短 T_2 值；细胞溶解后具有较强的缩短 T_1 值的作用。据此，脑出血的 MRI 信号及其演变具有一定的规律性，并能反映出脑内血肿所处的各个时期，但血肿内含血量必须在 20mL 以上才具有特征性 MRI 信号演变规律。

（1）超急性期（急性早期）：出血 24 小时内，T_1 加权像呈低信号，T_2 加权像呈高信号，缺乏特征性信号变化，随血浆吸收，蛋白浓度增高，T_1 加权像上信号强度逐渐升高可呈等信号。

（2）急性期：出血第 2～3 天，T_1 加权像呈稍低或等信号，T_2 加权像上因 T_2PRE 缩短 T_2 值的作用而呈低信号。

（3）亚急性期：出血第 4～14 天，DHb 向 MHb 转化，初期 MHb 在细胞内形成，其 PED-DPRE 作用使 T_1 值缩短，并因血红蛋白的演变由血肿周边开始逐渐向中心部发展，此时血肿周边部为 MHb，中心部仍为 DHb，因此在 T_1 加权像上血肿周边为高信号，中央为等或低信号，是血肿进入亚急性期的标志；T_2 加权像上由于 MHb 的 T_2PRE 和 PEDDPRE 作用血肿仍呈低信号。随后细胞破裂 MHb 稀释分布均匀，T_2PRE 作用消失，同时 H^+ 含量增加，使 T_2 加权像也呈周边高信号中央低信号的特征。但 T_1 加权像上血肿周边高信号环的厚度较 T_2 加权像显示的宽，系 MHb 先在细胞内形成，而后才细胞破裂释放出所致。随着 DHb 完全演变为 MHb 和 MHb 的稀释，T_1 和 T_2 加权像上均呈一致性的高信号，血肿完全呈高信号所需时间长短与血肿大小密切相关。此期血肿周边可有少量 MHb 转化为含铁血黄素，使 T_2 值缩短，在血肿部分周边可见小弧形低信号带，以 T_2 加权像明显。

（4）慢性期：出血 2 周后，含铁血黄素在血肿周边形成并沉着，在 T_1 和 T_2 加权像高信号的周边可见环形低信号带，以 T_2 加权像明显，为慢性血肿特征性表现。随着出血的吸收和胶原纤维的增生，以及含铁血黄素的持续存在，在 T_1 和 T_2 加权像上呈混杂信号，最后形成瘢痕或囊腔。T_2 加权像敏感的含铁血黄素低信号的持续存在，是陈旧性出血的特征性标志。

（5）脑水肿：脑出血后 24～48 小时可出现脑水肿并逐渐加重，亚急性期后开始消退，至慢性期后几乎消失，脑水肿在加权像呈低信号，T_2 加权像呈高信号。脑内血肿常伴占位效应，表现为病灶邻近处脑沟闭塞、脑室受压甚至中线移位。

（6）其他：同一部位反复大量出血可形成不同时期的血肿，可呈分叶状，MRI 上可见不同时期的血肿并存。脑内血肿如破入脑室，T_1 加权像可见脑室铸型状高信号；血肿破入蛛网膜下腔急性期 MRI 常阴性，亚急性期后随 MHb 的形成，T_1 加权像可见蛛网膜下腔内线状高信号。

（7）MRI 与 CT 比较：MRI 对急性期以后的出血极敏感，特别是对脑内或蛛网膜下腔少量出血，可清楚显示出血灶，而 CT 常常呈阴性结果。对脑干和小脑出血，CT 常因骨性伪影干扰显示不清，MRI 则可清楚显示。但 MRI 对超急性期脑出血无特征性信号，定性困难，而 CT 则有特征性表现，因此超急性期和急性期脑出血应首选 CT 检查，MRI 更适于对急性期以后脑出血全面细致的观察。

2. 蛛网膜下腔出血

（1）急性期：因为此期脑脊液中血液的血红蛋白主要为氧合血红蛋白和去氧血红蛋白，氧合血红蛋白虽然能增加脑脊液中的蛋白含量，引起少量质子密度增加，但不足以造成肉眼可见的信号强度变化；去氧血红蛋白可使 T_2 缩短，缩短的程度与其浓度的平方根成正比，若出血量太少，一般不能在 MRI 上显示。用 Flair 序列扫描可以提高阳性检出率。

（2）亚急性期或慢性期：蛛网膜下腔出血进入亚急性期或慢性期后，血红蛋白逐渐氧化成了高铁血红蛋白，顺磁性极强，使时间明显缩短，T_1 加权像上呈高信号，此时 CT 难以显示，MRI 显示效果非常好。

第三节　脑血管病相关病变的影像学诊断

一、脑动脉瘤

（一）CT

动脉瘤的 CT 表现有三方面：①动脉瘤本身的形态；②动脉瘤破裂出血；③动脉瘤引起脑血管痉挛及脑水肿。

动脉瘤本身的形态根据动脉瘤内血栓形成情况分为三种类型：

1.1 型

薄壁无血栓动脉瘤，CT 上显示为圆形高密度区，注射造影剂后明显强化。

2.2 型

有部分血栓形成的动脉瘤，CT 呈圆球形阴影，中心或偏心为高密度区，周围为高密度的边缘，两者之间为等密度影，分别代表动脉瘤内腔、动脉瘤外层纤维囊壁及动脉瘤血栓。造影剂增强检查血栓无强化，而动脉瘤中心的瘤腔和外层囊壁有明显强化，形成中心高密度区和外周高密度环，中间隔以等密度带，称为 IE 征（target sign），这种特殊形态具有诊断意义。

3.3 型

完全血栓化的动脉瘤，CT 显示为等密度影，造影剂强化时无中心增强，但可出现囊壁的环状强化。动脉瘤囊腔内强化是造影剂滞留于腔内，动脉瘤囊壁强化相当于硬脑膜的强化，动脉瘤内血栓不被增强。

动脉瘤破裂后，CT 上多不能显示瘤体，但可出现出血、脑积水、脑水肿、脑梗死、脑疝、脑干出血等改变。

（二）MRI

流动的血液由于流空效应在 MRI 上呈无信号区，血栓内的 MHb 在 T_1 和 T_2 加权像均呈高信号，含铁血黄素和钙化则呈低信号，因此根据瘤腔内血栓的有无和程度，动脉瘤的三种类型（无血栓形成、部分血栓形成和完全血栓化）各具有特征性 MRI 表现。薄壁无血栓的动脉瘤于 T_1 和 T_2 加权像上均呈圆形、囊状或梭形无信号区。部分血栓形成的动脉瘤的瘤腔为无信号区，血栓部分因 MHb 与含铁血黄素分层交替存在而于 T_1 和 T_2 加权像上呈同心圆状分层排列的高、低相间的混杂信号，为动脉瘤的特征性表现。有时瘤腔内血液因形成涡流，流空现象消失，T_2 加权像呈不均匀高信号，并常伴有搏动性伪影。完全血栓化的动脉瘤在 T_1、T_2 加权像上也表现为环形分层的高、低相间的混杂信号，颇具特征性。但有些动脉瘤的血栓不具上述特征，T_1、T_2 加权像上只呈简单的混杂信号，特别是当有大量钙化时。动脉瘤多呈圆形，亦可呈管状，可多发，边缘多清晰、光滑，同时伴占位效应，如有脑出血则可见脑出血的特征性信号，并有脑水肿。脑血管造影仅能显示无血栓形成和部分血栓形成的动脉瘤瘤腔，完全血栓化的动脉瘤常不显影或仅见动脉中断。MRI 可准确显示各型动脉瘤的实际大小，有利于全面观察，特别对伴有出血的动脉瘤的显示与鉴别能力较 CT 和脑血管造影明显优越，但对载瘤动脉的确定不及脑血管造影，且对 5mm 以下的动脉瘤的显示远不及脑血管造影，对钙化的显示更不如 CT。

（三）DSA

动脉瘤主要通过脑血管造影进行诊断，可直接显示动脉瘤的部位、形态及形状，表现为以下几方面：①瘤腔显影：动脉干和瘤腔可同时显影，动脉瘤多呈球形、葫芦状及水滴状，有时呈分叶状，多有蒂与动脉干相连。后交通动脉起始部动脉瘤则多呈腊肠状或葫芦状，常向后下方延伸，动脉硬化引起的动脉瘤呈梭形或串珠状。动脉瘤腔内壁光滑，但有破裂出血或血栓形成时则毛糙而不规则。②循环时间延迟：DSA 可直接观察动脉期、毛细血管期和静脉期血流动力学全过程，动脉瘤不仅在动脉早期显影，在毛细血管期及静脉期仍可见整个瘤腔或部分瘤腔显影，排空时间延迟。③远端血管显影不良：动脉瘤较小时远端血管显影可正常，动脉瘤较大时则显影不良或不显影。④瘤腔内血栓形成：可使瘤腔显影不均，呈边缘性或中心性充盈缺损，如为网格状血栓则表现为网格状密度不均，瘤腔完全被血栓充填后，整个瘤腔可不显影，瘤腔入口处被血栓阻塞时或血管痉挛使入口紧闭也可不显影。⑤动脉瘤破裂：直接征象是造影剂外溢，间接征象为瘤腔外形不光滑、毛糙，呈尖突状。

二、脑血管畸形

（一）CT

脑血管畸形，以动静脉畸形（AVM）多见，CT 平扫不能很好地显示，诊断靠 CT 增强扫描或脑血管造影类技术，如 DSA、CTA、MRA。AVM 在 CT 上的表现可分 AVM 病变本身和并发症两方面，观察病变本身在平扫时可显示为高密度、低密度及混合密度影，明显曲张的血管团、附壁血栓、病灶内的胶质增生及钙化可呈斑片状或不规则高密度影，AVM 及附壁血栓也可表现为低密度影。在造影剂强化后，AVM 病灶可呈现 4 种形态：①结节型；②斑点型；③混杂的不规则型；④均匀密度型。以不规则型为最多，其后依次为均匀密度型、结节型和斑点型，有时可见弧线状或树枝状的增强血管影。由于 AVM 的"盗血"，周围脑组织缺血引起脑萎缩，也可能是 AVM 出血，血肿破坏附近脑组织，吸收后留下瘢痕囊腔，均呈现脑萎缩改变。破裂出血形成的血肿在病变周围的脑实质内，位置多表浅，常发生在额、顶、枕叶，与动脉瘤出血不同。

（二）MRI

大的畸形血管因流空效应在 T_1 和 T_2 加权像上均呈无信号暗区，为 AVM 的特征性表现，畸形血管的走行与扫描层面平行时无信号区为管状，两者垂直时则为小圆形，异常血管间常隔以正常脑组织。一般的畸形血管于 T_1 和 T_2 加权像上呈混杂低信号，以 T_2 加权像敏感，为反复少量出血后 MHb、含铁血黄素及纤维化共同作用所致，尤以高场（>0.5T）MR 显示明显。通常无脑水肿和占位效应，如伴出血可见血肿的 MRI 表现，并出现脑水肿和占位效应，出血可部分或完全掩盖原病灶。

1. AVM

常呈基底在脑皮质尖端指向脑室的楔形，亦可呈不规则状，T_1 和 T_2 加权像上均见无 MRI 信号的蔓状扭曲成团的畸形血管，中间隔以正常脑实质，有时可见粗大的供血动脉和引流静脉，但常规 MRI 难以确定其来源和所属，无明显占位效应和脑水肿。

2. 海绵状血管瘤

多位于脑深部，亦可位于皮质，呈结节或分叶状，可单发或多发。因有反复少量出血，病灶中心于 T_1 和 T_2 加权像呈混杂高信号，周边为带状低信号，以 T_2 加权像表现明显，系含铁血黄素沉着所致，为 MRI 特征性表现。

3. 静脉血管瘤

多位于额叶、大脑深部和小脑，畸形血管呈无信号区，系多支静脉汇合而成，典型的呈伞状或条状。条状的静脉发育畸形常规 MRI 有时不易显示，磁共振磁敏感加权成像（SWI）可以清晰显示畸形静脉，有助于诊断。

4. 毛细血管扩张症

MRI 能显示畸形血管及其反复出血后的特征性信号，并能清楚显示脑萎缩的程度。

MRI 对钙化不敏感，显示能力远不如 CT，如有大面积钙化则 T_1 和 T_2 加权像均呈低信号，T_2 加权像显示较清，但 MRI 显示钙化的大小远比实际小。MRI 不仅能显示畸形血管，更能清楚显示所伴发的脑出血程度和破入脑室及蛛网膜下腔的情况，较 CT 和脑血管造影敏感，反映病情全面，特别是能检出脑血管造影阴性的脑血管畸形。但是，对钙化的显示不如 CT，对畸形血管来源的确定不如脑血管造影。

（三）DSA

不仅显示畸形血管团，也可显示供血动脉、引流静脉和伴随的盗血征象。①畸形血管团：畸形血管团是动静脉畸形的特征性表现，在动脉早期即可显影，大小不等，形态各异，互相缠绕成团块状、蜿蜒状、谷穗状等各种形状，边缘不整，血管结构不清。②供血动脉和引流静脉：在动脉早期畸形血管团显影的同时，可见迂曲粗大的动脉进入异常的畸形血管团，可据畸形的部位而分别来自颈内动脉系统或椎基动脉系统。迂曲增粗的引流静脉也是在动脉早期显影，最后注入静脉窦，使静脉窦也提前显影，从而使动静脉循环时间缩短，一般为 1 秒左右，该时间越短，说明盗血越严重。

三、烟雾病

（一）CT

烟雾病是颈内动脉床突上段及其分支闭塞引起脑萎缩、梗死、出血和软化，同时伴有脑实质和脑膜广泛侧支循环形成。CT 可显示继发的脑萎缩、脑梗死、脑出血和脑软化等，主要诊断方法为脑血管造影。

烟雾病的 CT 表现有 5 个方面：①脑萎缩：呈现脑沟、脑裂扩大及侧脑室扩大。②脑梗死：两侧基底节及额、颞叶脑实质多发性低密度区。③脑出血：多见于额叶，形状不整，表现及演变过程与高血压脑出血相同，脑内血肿可破入脑室。④脑软化灶：为脑梗死和脑出血囊变所遗留的病灶，密度呈水样，边界清。以上4种表现，为非特异性改变。⑤在强化检查时，CT上可看到与脑血管造影上的异常血管网相一致的不规则点状、线状或网状血管影，多见于基底节区，为烟雾病的特殊改变，具有诊断意义。此外，脑底动脉环，特别是大脑前、中动脉近端充盈不良或不显影。

（二）MRI

烟雾病的MRI可见大血管狭窄或闭塞的邻近有蜂窝、网状的低信号影，是异常的侧支循环。MRI还能清楚地显示相应的梗死、出血、软化灶和脑萎缩。虽然MRI对异常血管的显示较CT清楚，但对其细致观察能力远不如脑血管造影，而对脑内继发性改变的观察MRI则较全面准确。

第三章　缺血性脑血管病

第一节　缺血性脑血管病的分类、分型

一、临床分类

缺血性脑血管病又称脑梗塞（现国内统一译为脑梗死），美国分类（Ⅲ）在"临床疾患"项下按病理机制分为动脉粥样硬化血栓性脑梗死、心源性栓塞性脑梗死、腔隙性脑梗死三大类型。

（一）动脉血栓性脑梗死

"动脉粥样硬化血栓形成性脑梗死"这一名称中的"动脉粥样硬化"按ICD-9和ICD-10定义是一个广义的概念，它包括动脉粥样硬化、小动脉硬化、闭塞性动脉内膜炎、老年性动脉炎或动脉内膜炎等。因此，我们建议采用宣武医院同仁意见，把它统一翻译为"动脉血栓性脑梗死"，而不像我国"脑血管疾病分类"（以下简称"中国分类95"）译为"动脉粥样硬化血栓性脑梗死"，这样可能更符合原意，不致国人误解为只包括动脉粥样硬化引起的血栓性脑梗死，其实也包括其他多种血管病因（如老年性、炎症性、自身免疫性、淀粉样变等）引起的血栓形成性脑梗死。

（二）心源性脑栓塞

在"中国分类95"中先列一类"脑栓塞"，再细分为心源性、动脉源性、脂肪性、其他共四类。但上述后三类中的"动脉源性"，在美国分类（Ⅲ）中，已归入"动脉血栓性脑梗死"项下，其他二类临床上罕见。因此，我们建议在临

床分类中与美国分类（Ⅲ）一样，不再另列"脑栓塞"一项。

（三）腔隙性脑梗死

腔隙原指脑深部穿通动脉闭塞引起的缺血性小梗死灶。腔隙性脑梗死（lacunar infarction，LACI）是专指由这些梗死灶引起的、临床主要表现为腔隙综合征（lacunar syndrome，LACS）的一种脑梗死临床类型。影像检查显示最大直径小于1.5cm 的小缺血灶或阴性。"腔隙""腔隙综合征"和"腔隙性脑梗死"三个概念不能混淆。有相应的临床表现和影像检查支持的才可诊断为腔隙性脑梗死。近年国外文献出现腔隙性卒中概念，其实是指临床表现为腔隙综合征，病因包括由小动脉闭塞或微栓塞或其他血管病因引起的腔隙灶、也包括小量出血或其他非血管性病因的小病灶所致的一类小卒中的总称。它只应用在还没有影像检查前的时限内。它包括腔隙性脑梗死，但不是腔隙性脑梗死的同义词。两者不能混淆。

（四）脑分水岭梗死

是指主要由血流动力学因素（低血压、低血容量、低心排出量等）引起、发生在脑内较大动脉供血区之间相邻部位的一种脑梗死。在 ICD-9 和 ICD-10，美国分类（Ⅲ）和"中国分类95"，都没有把它列入脑梗死的分类中，但国内外一些专著中有列入。我们理解没有列入的主要原因是因为分水岭梗死本身在临床表现上除发病时有血流动力学异常外，缺乏特征，诊断和治疗上无特别理由必须与动脉血栓性脑梗死区分。

（五）出血性梗死

即梗死后出血，是指梗死的基础上再合并出血。只有"中国分类95"列入脑梗死的分类中。美国分类（Ⅲ）和近期文献都没有正式列入分类。可能是①它们都是在心源性脑栓塞或动脉血栓性脑梗死的基础上发生的，不是独立类型。②临床上除部分症状较原梗死加重外，无其他临床特征，甚至如无影像学检查，根本无法区分。现多称为脑梗死出血性转化。

（六）混合性卒中

自从我们报告脑出血合并脑梗死，并提出混合性卒中应单列为一卒中类型以来，国内已有许多临床、影像、尸检病理、动物实验等的系列报告，均证明混合性卒中的客观存在，且认为对进一步研究脑血管病的发病机制、诊断及防治有重要价值。

有关脑梗死分型问题，为了确定和评价适合早期溶栓和脑保护治疗的脑梗死类型，近年国内外文献中主张对早期脑梗死按临床表现再分亚型。我们建议也列入我国新的分类中。

二、脑梗死的分型

(一) 美国分型

1990 年美国神经疾病和卒中研究所，以特别报告形式公布的美国脑血管病分类（Ⅲ）中脑梗死（brain infarction）分为：

1. 发病机制

①血栓形成；②栓塞；③血流动力学。

2. 临床病因分型

①动脉粥样硬化血栓形成性；②心源性栓塞腔隙性；④其他。

这是一个病因结合发病机制的分型：临床分型主要根据动脉病变分类：大动脉粥样硬化、动脉栓塞和高血压小动脉硬化及其他动脉病变。而三大发病机制则是长期慢性的大小动脉病变会突然脑梗死的原因。如果没有血液成分、凝血、纤溶机制参与的血栓形成或栓子脱落堵塞动脉，严重的动脉狭窄也不会导致梗死。同样，没有血流动力学的血流减慢、灌注压不足和（或）侧支循环代偿不全等因素配合，单纯动脉病变也不会引起脑梗死。

(二) LSR 分型

LSR 分型标准：

1. 大动脉粥样硬化

①动脉腔狭窄>50%或闭塞：指相应的颅外动脉或颅内大动脉（MCA、PCA、BA），而无其他病因。②上述动脉的粥样硬化没有狭窄或<50%，而无其他病因；

至少有以下 5 个危险因素中的 2 个：≥50 岁、高血压、糖尿病、吸烟或高胆固醇血症。

2. 心源性栓塞

有心内血栓形成或肿瘤，风湿性二尖瓣狭窄，换瓣术后，心内膜炎，心房颤动，病态窦房结综合征，左室壁瘤或心肌梗死后运动功能不全，急性（<3 个月）心肌梗死，全心运动功能减退或障碍。而无其他病因。

3. 脑小动脉病

高血压患者深穿通支梗死，而无其他病因。

4. 其他病因

动脉夹层分离，纤维肌性发育不良，囊状动脉瘤，动静脉畸形，脑静脉血栓形成，脉管炎（动脉造影示多节段动脉狭窄、脑脊液细胞增多），血流病（如红细胞增多症，血小板增多症），偏头痛（有偏头痛史，当偏头痛发作时卒中发生），以及其他病因。

5. 病因未能确定

未能确定为上述病因之一。

（三）TOAST 分型

在低分子肝素样物 ORG 10172 治疗急性脑血管病试验（Trial of Org 10172 in Acute Stroke Treatment，TOAST）采用一种与 LSR 相似的缺血性脑血管病分型，目前已为国际上广泛应用，并出现多个改良版本，其基本分型：

（1）大动脉粥样硬化。

（2）心源性脑栓塞。

（3）小动脉闭塞（腔隙）。

（4）其他病因。

（5）未能确定病因。并要求进行以下检查后确定：临床检查，脑 CT 或 MRI，心脏影像学检查，颅外动脉多普勒超声检查，动脉造影和凝血功能检查。

上述三种的分型方法都不能在发病急性期内，常规 CT、MRI 尚未能显示梗死的情况下迅速准确确定分型。这也是目前大组病例的随机对照时间窗内静脉溶栓研究不进行分型的原因。

近年重视 TOAST 病因分型。但要注意不能把 TOAST 病因分型的 5 种病因类型等同于缺血性卒中的病因。TOAST 病因分型方法的制定原是为临床研究服务的，目的在于将脑梗死的病例，按病因进行分类，为制订相应的治疗用药及二级预防决策提供临床依据，与严格的病因概念不同。

缺血性卒中是复杂疾病，其复杂性不仅在于脑梗死是由多种不同疾病构成的总称，更由于每一例具体的脑梗死都不是单一病因而是多层次的、多个病因协同导致的。不同于由特异病原微生物引起的颅内感染——脑膜脑炎，能确定该病原微生物是脑膜脑炎的单一病因。大多数缺血性卒中虽也可确定基础血管病变的主要病因，但单一血管病因不能单独导致卒中。早在 1856 年德国病理学家 Virchow 就指出：血流变化、血管壁损伤与血液成分改变是血栓形成的三大因素。时至今日，也公认血管壁病变、血液成分和血流动力学改变是引起脑梗死的主要原因。脑梗死不仅有非常复杂病理生理机制、同时有十分复杂的疾病发展变化过程。要认识其病因发病机制，首先要认识其层次结构：脑梗死是脑供血动脉被血栓堵塞，神经组织随即发生缺血梗死，出现神经功能障碍。所以它涉及脑循环和脑神经两大系统的疾病。也可以说前者是因，后者是果。其次要认识其过程结构：动脉狭窄-血流减慢-血栓形成-血管堵塞（侧支循环状况）-神经组织梗死-脑水肿、颅高压-系统并发症-疾病结局（恢复、残废、死亡）。也可以将每一个前过程，视为后过程的因。缺血性卒中就是这样由多个致病因素与自身代偿机制相互作用形成的多个正负反馈因果链、因果环、因果网共同导致的。不能只讲病因不谈或忽略发病机制，两者密切不可分割。

TOAST 分型基本照抄了美国脑血管病分类（Ⅲ）中脑梗死的分型的临床分型，但却省掉了发病机制。如此省略，却易误导人们以为只要有动脉狭窄的影像根据，就可确定是脑梗死的病因，不必再考虑引起血栓形成及（或）血流动力学障碍的各种因素。以为只要解除血管狭窄，同时控制危险因素，按指南、共识抗栓或抗凝就可预防各种缺血性卒中的复发。把缺血性卒中的治疗、预防简单化、公式化。

　　TOAST 分型虽被认为是当前国际上最广泛使用的缺血性卒中病因分型法，被认为有助于判断预后、指导治疗和选择二级预防措施。其实 TOAST 分型法包括其各国改良版本，都是"一个卒中后稳定期有关病因的全面评估，而并不是针对急性期的病因分型"。过多依赖高级的辅助检查（HR-MRI、TCD、MRA、CTA 或 DSA）等。临床医生在时间窗内做治疗决策时，由于来不及进行而缺乏必要的辅助检查资料，难以确定脑梗死的基础血管病变及血管闭塞的性质、栓子来源，无法准确做 TOAST 病因分型，故该分型法对急性期临床区分病情轻重、病变部位和大小，选择溶栓等治疗方法帮助不大。而主要用于基础与某些临床研究。尤其我国缺血性卒中患者轻症的腔隙性脑梗死多，重症少，过分追求颅内外血管病因鉴别，脱离我国目前大多数医院的实际，并不可取。与之相比，OCSP 分型无须复杂的检查设备、相应的技术人员及不增加医疗开支，在任何中小型医院甚至社区医疗中心即能完成，更符合实际。

　　（四）OCSP 分型

　　由于常规 CT、MRI 发病 6～12 小时内难以发现梗死灶，现多寄希望于 MRA、CTA、DSA 或磁共振弥散加权扫描（DWI）甚至 PET。但除设备、技术、人力、经济等条件限制难以推广普及至广大中小医院外，即使大医院，患者要在发病 3～6 小时内到达医院，并完成 CT 及上述任一检查，也存在交通、值班、配合等困难，目前也难以实施。此外，对一些老年患者，CT 常可发现一些陈旧的小或腔隙样的低密度灶，急诊放射科医生有时作为新病灶报告，如经诊医生对重症大片梗死缺乏认识，容易接受 CT 的诊断而满足于腔隙性脑梗死的诊断，有可能延误诊治。英国 Bamford 等在 675 例脑血管病的大规模群体调查中提出脑梗死的 OCSP 分型方法。它是以原发的脑血管疾病所引起的最大功能缺损时的临床表现为依据，将脑梗死分为四个临床亚型：①全前循环梗死（TACI）部分前循环梗死（PACI）；③后循环梗死（POCI）；④腔隙性梗死（LACI）。前循环是颈内动脉供血区包括大脑中和大脑前动脉；后循环则为椎基动脉供血区。

　　OCSP 临床分型标准：

1. TACI

表现为三联征，即完全 MCA 综合征的表现：①大脑较高级神经活动障碍（意识障碍、失语、失算、空间定向力障碍等）；②同向偏盲；③对侧三个部位（面、上与下肢）较严重的运动和（或）感觉障碍。

2. PACI

脑损害没有 TACI 那么广泛，常只有以上三联征两个，或只有高级神经活动障碍，或感觉运动缺损较 TACI 局限。可以为以下任一表现：①运动或感觉缺损+偏盲；②运动或感觉障碍+新的高级大脑功能缺损；③新的高级大脑功能缺损+偏盲；④单纯运动或感觉障碍，但较 LACI 局限（单肢轻瘫）；⑤单独的高级大脑功能障碍，当超过其一时，必须损害在同侧半球。与 LACI 不同，在于出现了高级皮质功能障碍，而运动感觉缺损没有那么严格局限。

一些年老患者很难区分 PACI 或 TACI，因不能确定是否有高级大脑功能障碍或视野缺损，如不确定，应视为 PACI，除非患者嗜睡。另外，臂、腿的完全瘫与否是与 LACI 的区别。

3. POCI

表现为各种程度的椎基动脉综合征：①同侧颅神经瘫痪及对侧感觉运动障碍（交叉）；②双侧感觉运动障碍；③双眼协同活动及小脑功能障碍，无长束征或视野缺损。

4. LACI

表现为腔隙综合征，即纯运动性轻偏瘫、纯感觉性卒中、共济失调性轻偏瘫、手笨拙-构音不良综合征等。

OCSP 分型法最大优点是不依赖于辅助检查的结果，CT、MRI 尚未能发现病灶时就可根据临床表现（全脑症状和局灶脑损害症状）迅速分出四个亚型，并同时提示闭塞血管和梗死灶的大小和部位：DTACI：多为 MCA 近段主干，少数为颈内动脉虹吸段闭塞引起的大片脑梗死；②PACI：A. MCA 近段主干闭塞，但皮质侧支循环良好；B. MCA 远段主干、各级分支或 ACA 及分支闭塞引起的中、小梗死；③POCI：椎基动脉及分支闭塞引起的大小不等的脑干、小脑梗死；④LACI：基底节或脑桥小穿通支病变引起的小腔隙灶。

综上所述，缺血性脑血管病的分型是诊断治疗技术发展到现阶段的必然产物，已是大势所趋，但到目前为止，国际上还没有统一的分型方案。为此我们综合成一个方案供国内同道参考。

第二节　动脉血栓性脑梗死

动脉血栓性脑梗死相当于旧分类的"脑血栓形成"加"动脉-动脉栓塞"，文献中也称为大动脉闭塞性脑梗死。

【病因病理】

此类脑梗死主要在颅外内大、中动脉及其主要分支的血管病变的基础上发生，其病因及发病机制有下列几个方面：

（一）动脉血栓形成

最主要病因为动脉粥样硬化斑块、溃疡、出血引起血栓形成，致急性血管腔狭窄、闭塞，血流停滞，供血区脑组织缺血坏死。西方人多见于颅外颈内动脉起始部，东方人常见于颅内颈内动脉虹吸段、大脑中、前动脉及其主要分支。

（二）动脉栓塞

动脉粥样硬化斑块碎片或血栓脱落成为栓子，栓塞远端脑内较小的动脉，即"动脉-动脉栓塞"。

（三）血流动力学与血液成分异常

上述两种情况的发生有血流动力学因素或血液成分改变引起的脑有效灌流及侧支循环代偿不足往往同时参与血栓形成或栓塞，有时甚至起主要作用。

（四）少见原因

有感染性或非特异性动脉内膜炎，先天性肌纤维发育不良、自然性狭窄变异、夹层动脉瘤及外伤等。

【临床表现】

动脉血栓性脑梗死的主要临床特点：①多见于有高血压、糖尿病或心脏病史的中老年人。②常在安静或睡眠中起病。③多无头痛、呕吐、昏迷等全脑症状；起病即有昏迷的多为脑干梗死；大片半球梗死多在局灶症状出现后意识障碍逐渐加深。④明显的定位症状和体征：决定于血栓闭塞那一根血管、梗死灶的大小和定位，可在数小时至 3 天内逐渐加重。

（一）前循环（颈内动脉系统）脑梗死

1. 颈内动脉

颈段颈内动脉闭塞如果侧支循环代偿良好，可不产生任何症状或体征，但若侧支循环不良，可引起同侧半球从 TIA 到大片脑梗死（梗死灶在同侧额、顶、颞叶或基底节区）的临床表现：从对侧轻单瘫、轻偏瘫、同向偏盲到失语、失认、完全性偏瘫和偏身感觉障碍，即表现为不同类型的大脑中动脉综合征（见下）。可有一过性单眼视蒙，但持续性单眼失明罕见。如先有 TIA 发作，后有大脑中动脉区梗死的临床表现，又可在颈内动脉起始部听到高调血管杂音者，极可能为颈内动脉起始部的闭塞引起的脑梗死。

2. 大脑中动脉（MCA）

（1）完全 MCA 综合征：MCA 起始段（M 段）阻塞，几乎一定引起神经系统功能缺损。因此处阻塞位于 Willis 环远侧，从对侧前循环经前交通支来的和从后循环经后交通支来的侧支血流均被阻隔，所以获得侧支循环的机会仅限于脑表面，从同侧大脑前、后动脉皮质分支来的吻合血流。MCA 近端主干闭塞引起完全 MCA 综合征的临床表现：即既有深部 MCA 综合征的对侧偏瘫、偏身感觉障碍，又有浅部 MCA 综合征的对侧同向偏盲和向对侧注视障碍，在优势半球可有完全性失语，因广泛脑水肿常有昏迷，严重颅内高压可致脑疝而死亡。按 OCSP 分型，完全 MCA 综合征就是完全前循环综合征（TACS）：①脑损害对侧的偏瘫；

②对侧的同向偏盲；③新的高级皮质功能障碍（言语困难、空间定向障碍）。因为一般均有意识障碍，常使神经系统检查无法准确进行。

（2）深部 MCA 综合征：由单至数条 MCA 中央支闭塞时引起。另外，当 MCA 近端主干闭塞时，如果从皮质吻合支来的血流很有效，也可以只表现中央支闭塞症状即整个对侧偏瘫（头面、上肢、下肢）和（或）偏身感觉障碍、构音障碍，而没有皮质功能缺损症状。

（3）浅部 MCA 综合征：上部皮质支闭塞可出现中枢性面瘫及舌瘫，上肢重于下肢的偏瘫，优势半球可有运动性失语；下部皮质支闭塞可有感觉性失语，头和双眼转向病灶侧（或称向对侧注视麻痹），对侧同向偏盲或上象限盲，或空间忽视。当 MCA 发出中央支后的主干闭塞时，就可同时出现上、下皮质支闭塞的症状。

3. 大脑前动脉

主干闭塞引起对侧下肢重于上肢的偏瘫、偏身感觉障碍，一般无面瘫。可有小便难控制。通常单侧大脑前动脉闭塞，由于前交通动脉的侧支循环的代偿，症状表现常不完全。偶见双侧大脑前动脉由一条主干发出，当其闭塞时可引起两侧大脑半球内侧面梗死，表现为双下肢瘫、尿失禁、强握等原始反射及精神症状。

4. 脉络膜前动脉

闭塞常引起三偏症状群，特点为偏身感觉障碍重于偏瘫，而对侧同向偏盲又重于偏身感觉障碍，有的尚有感觉过度、丘脑手、患肢水肿等。

（二）后循环（椎基动脉系统）脑梗死（POCI）

1. 椎基底动脉

梗死灶在脑干、小脑、丘脑、枕叶及颞顶枕交界处。基底动脉主干闭塞常引起广泛的脑桥梗死，可突发眩晕、呕吐、共济失调，迅速出现昏迷、面部与四肢瘫痪、去脑强直、眼球固定、瞳孔缩小、高热、甚至呼吸及循环衰竭死亡。椎基底动脉不同部位的旁中央支和长旋支闭塞，可导致脑干或小脑不同水平的梗死，表现为各种名称的综合征。体征的共同特点是下列之一：①交叉性瘫痪：同侧脑神经瘫（单或多）伴对侧运动和（或）感觉的功能缺失；②双侧运动和（或）感觉的功能缺失；③眼的协同运动障碍（水平或纵向）；④小脑功能缺失不伴同侧长束征；⑤孤立的偏盲或同侧盲。高级皮质功能障碍的也可见于后循环综合征（POCS），如失语、失认。有一些症状体征可出现在 POCS 患者上，如 Homer 综合征、眼球震颤、构音障碍、听觉障碍。较常见综合征有：

（1）中脑腹侧综合征（大脑脚综合征、Weber 综合征）：多为供应中脑的基底动脉穿通支闭塞引起，表现为病侧动眼神经麻痹（瞳孔散大，对光反射消失，眼球向内、上、下活动受限）；对侧锥体束受损（偏瘫）。

（2）脑桥腹外侧综合征（Millard-Gubler 综合征）：多是供应脑桥的旁中央支闭塞所致，表现为病侧展神经（眼球外展受限）和面神经周围性麻痹（皱额、闭眼、鼓腮不能，鼻唇沟变浅，口角歪向对侧），对侧锥体束受损（偏瘫）。

（3）延髓背外侧综合征（Wallenberg 综合征）：以前认为是小脑后下动脉（PICA）闭塞的结果，又称小脑后下动脉综合征，现在证实由 PICA 引起的只占 10%，约 75% 由一侧椎动脉闭塞引起，余下的由基底动脉闭塞所致。其典型临床表现是：①突发眩晕、恶心、呕吐、眼震（前庭外侧核及内侧纵束受损）同侧面部痛温觉丧失（三叉神经脊髓束及核受累）；③吞咽困难、声嘶、软腭提升不能和咽反射消失（舌咽、迷走神经受损）；④同侧共济失调（绳状体损害）对侧躯体痛温觉丧失（脊髓丘脑侧束受累）；⑥同侧 Horner 综合征（眼睑下垂、瞳孔缩小和眼球内陷，为交感神经下行纤维受损表现）。

（4）基底动脉尖综合征：由基底动脉顶端为中心直径 2cm 范围内的左、右大脑后动脉，左、右小脑上动脉和基底动脉顶端及供应丘脑下部、间脑和中脑的许多穿通支闭塞引起，临床表现为视觉障碍，动眼神经麻痹，意识障碍，行为异常，意向性震颤，小脑性共济失调，偏侧投掷及异常运动，四肢不同程度的瘫痪或锥体束征等。

（5）闭锁综合征（lockedin syndrome）：最早由 Plum 和 Posner 提出，是指患者四肢瘫痪，去大脑强直姿势，意识清楚，但不能说话，仅保存睁闭眼和眼球垂直运动功能，并能以此表示自己的意思。其主要病灶位于脑桥腹侧。大部分由于基底动脉脑桥旁中央支闭塞引起。

一侧椎动脉闭塞而对侧有足够代偿供血时，可以完全没有症状；双侧或单侧椎动脉（双侧椎动脉大小常差异很大，基底动脉主要由较粗侧椎动脉供血时）闭塞也可导致基底动脉综合征。

2. 大脑后动脉

闭塞时引起枕叶视皮质梗死，可有对侧偏盲（黄斑回避）；也可出现无视野缺损或不能用视野缺损解释的其他视知觉障碍（识别可见物体、图片、颜色或图形符号的能力丧失）。中央支闭塞可导致丘脑梗死，表现为丘脑综合征：对侧偏身感觉减退，感觉异常和丘脑性疼痛和锥体外系症状。

3. 小脑

梗死少见。临床上难与小脑出血鉴别。除可伴脑干体征外，典型表现称为急性小脑综合征：偏侧肢体共济失调，肌张力降低，平衡障碍和站立不稳，严重眼球震颤、眩晕、呕吐，但在最初数小时内无头痛和意识障碍，随后出现继发性脑水肿、颅内高压表现类似脑出血。

【诊断】

在临床上，具有上述典型表现及特点者诊断不困难，急性重症大面积脑梗死要注意与脑出血鉴别，一般后者发病较急，从起病至高峰时间更短，起病时血压高。CT 或 MRI 检查能准确鉴别。如果无 CT 或 MRI 条件，必要时可慎重作腰穿鉴别。

尽管很多临床综合征看似有明确的血管系统定位，但由于患者的血管变异和血管病变往往合二为一，很少以单纯的方式出现，故很难做出准确的病变血管定位。常规 CT、MRI 有助于确定梗死灶所在的供血区。理论上，磁共振血管造影（MRA）、CT 血管造影和数字减影血管造影（DSA）可确定病变血管所在，但在临床实际，急性期尤其在时间窗内，因受经济、技术、人力等条件所限，很难实施这些检查。

【治疗】

遵循脑梗死的分型分期治疗原则。

第三节　腔隙性脑梗死

腔隙性脑梗死（lacunar infarction，LACI）是脑梗死的一种最常见的类型。腔隙——本来是个病理名称，按病理概念它是指单一的深穿动脉暂时或永久地闭塞导致一个有限的坏死区域。文献中很少报道临床放射病理之间的准确联系，只能在横切面上称为小的、深的梗死，假定这个区域是在一个单独的穿通动脉供血区域内。腔隙大多出现在豆状核或那些临床上没有表现或不被发现的地区；但如果在内囊、脑桥，这些上下行神经通路集中的地方，临床表现与解剖学上的小损害可有肯定联系。腔隙性脑梗死是专指由这些梗死灶引起的一种脑梗死临床类型。

【病因病理】

脑穿通动脉多以直角从脑内主干动脉分出供应大脑半球深部白质、核团和脑干，这些动脉多为终末动脉，侧支循环差，当高血压致这些小动脉硬化、狭窄、血栓形成或脱落的栓子阻断其血流，引起其供血区的梗死，导致相应的临床表现。影像检查多可显示最大直径小于 1.5cm 的小梗死灶。

在西方国家，无症状的腔隙性脑梗死灶多由脂质透明样变引起的闭塞所致，常见的管径是<100μm。有症状的腔隙性脑梗死灶最可能由小的动脉粥样硬化所致，管径在 40μm 左右。

一些病例，特别是基底动脉穿通支闭塞，可能由于穿通动脉被邻近动脉的粥样硬化斑块所阻塞，心源性栓塞的可能性是存在的。单纯根据腔隙综合征（LACS）不能分辨闭塞的动脉是前循环还是后循环（以往多认为在前循环）。小的梗死是某些脑干综合征的常见原因（常为纯运动性轻偏瘫加上单一脑神经损害或眼球运动障碍）。

【临床表现】

腔隙性脑梗死的主要临床特点：①多见于有多年高血压病史的中老年人。②急性或逐渐起病，无头痛、意识障碍等全脑症状。③可表现为腔隙综合征（LACS）之一。④症状多可完全恢复，预后良好。⑤反复发作可表现为假性球（延髓）麻痹综合征和腔隙状态：其原因是脑白质腔隙灶的群集，尤其是锥体束、基底节和纹状体。假性球麻痹包括强哭强笑（情绪失控）、原始反射、构音不良、吞咽困难、作呕反射（gag reflex）增强。腔隙状态的假性球麻痹还伴随特征性的小碎步态、全身运动不能（缺乏运动）、面部表情呆板及双侧锥体束征。有时尿失禁。可伴从轻微到明显的血管性痴呆的精神障碍。

最常见的腔隙综合征有下列四种：

（一）纯运动性轻偏瘫（又称单纯运动卒中，PMS）

PMS 是腔隙综合征中最典型、最常见的。它常被描述为有腔隙综合征核心的特征。在 20 世纪早期即将腔隙与 PMS 联系起来，但临床诊断标准直到 Fisher 和 Corry1965 年才制定，他们定义为：同侧的面部、肩和腿完全或不完全的瘫痪不伴有感觉缺损、视野缺损、言语困难或运动性失用等。在脑中的损害，偏瘫不伴眩晕、耳聋、抽搐、复视、小脑性共济失调和粗的眼震，患者表现为腔隙综合征，没有失语、视觉空间障碍、视野缺损，也没有明确的脑干功能缺损，在脑血管病的任何时间没有嗜睡。PMS 必须包括面、臂、腿的三者之二，特别是臂，不是单指手，而是整个肢体。这个定义允许有感觉症状而没有体征。此定义强调是指急性期，并不包括近期内曾发生的脑血管病症状，如失语。一个患者有满足上述条件的症状体征时，极可能是病变在运动锥体束紧密集中的地方，因为病变若在皮质引起这么大范围面、臂、腿运动障碍，几乎是肯定会有影响认知和视觉的功能。很巧的是，大多数这些相应的解剖结构（内囊、脑桥）都是由深部穿通支供血的。

在初始的 9 例尸解中，6 例梗死灶在内囊，3 例在脑桥基底，这强调了相同的临床症状可以分别由 MCA 或 BA 的深穿支闭塞引起。PMS 还被报道发生在锥体束的行程中，包括放射冠、大脑脚和延髓的锥体束。然而，从总体上看，解剖上的分布在大样本的研究中还是与初始的结论相符。

在 20 世纪 80 年代早期，临床病理的联系有所报道。尽管理论上有任何情况的运动障碍，但还是证明了，越是局限的运动障碍越可能是大脑皮质病灶所致。临床上腔隙综合征中凡指偏瘫的，都是包括全部面、臂或全部臂腿的。这实际上是说一个肢体的单瘫并非典型的腔隙综合征。引起单瘫的多是位于放射冠或它与内囊之间的、小的、深的腔隙，这些部位纤维相对分散些。

只有单瘫、偏瘫才可能是腔隙梗死灶引起的运动障碍，肢体部分运动障碍则很可能是皮质性损害。

（二） 单纯感觉卒中 （PSS）

偏侧躯体出现感觉症状，通常是一过性或先为一过性再转为持续性，大多数主诉为感觉减退和（或）感觉异常，有时为不舒服或烧灼感。PSS 相对少见。早期的定义：必须有感觉缺失的客观体征，而迟些时候 Fisher 在 1982 年指出有些病例有持续的感觉症状而缺乏客观体征。1978 年有这样的一例病例得到病理上的证实。多数 PSS 病灶在丘脑，与早期结论相符，在腔隙性梗死中致 PSS 的病灶是最小的。

（三） 感觉运动卒中 （SMS）

较其他类型报道晚十年，尸解一例病灶在丘脑的邻近的内囊处也苍白，有报道在内囊外的小梗死、小出血导致 SMS 多在内囊后肢，因阻断丘脑皮质通路而致，病灶较其他的腔隙综合征大 （MRI）。SMS 仅次于 PMS 常见，31% 在内囊后肢，22% 在放射冠，7% 在内囊膝部，6% 在前肢，9% 在丘脑。在放射冠的病灶体积平均是内囊处的两倍，但总的都比 PMS 的大，MRI 可检出髓质中大部分的迄今为止未被临床发现的病灶。

（四） 共济失调性偏瘫

又称运动失调性轻偏瘫 （AH），包括同侧共济失调–下肢轻瘫 （HACP） 和构音障碍-手笨拙综合征（DCHS）两类。尽管这一组综合征很早就同其他腔隙综合征一起被记述，但不像 PMS、PSS 那样作为典型的 LACS 被接受，可能因为描述体征的困难和相对少发的缘故。HACP：无力的下肢，特别是踝和脚趾，巴宾斯基征阳性以及同侧的上肢、下肢的显著辨距不良。DCHS 主要是构音障碍和手的笨拙，2/3 的病例有同侧下肢的锥体束功能缺损及共济失调步态，相应的病灶是在脑桥基底部。Fisher 把不同病例不同的无力部位归咎于运动纤维被脑桥核所分散。如果按严格的临床标准检查，可发现症状所提示的病灶在对侧脑桥基底部。

肢体的共济失调伴随同侧锥体束征时不一定提示小脑血管病。

【辅助检查】

脑 CT、MRI 显示与临床表现相应位置有一缺血病灶（最大直径<1.5cm）或正常。但有认为 16% 的腔隙综合征患者在影像学上可以找到另外的病灶来解释神经症状，这种比例在 SMS 中更高。

【诊断】

首先我们要严格区分"腔隙（灶）""腔隙综合征""腔隙性脑梗死"三个不同概念。

"腔隙（灶）"原是病理学概念，现也可视为影像学概念。"腔隙综合征"是症状学概念，指经典的纯运动性轻偏瘫、纯感觉性卒中、共济失调性轻偏瘫、构音不良-手笨拙综合征等提示新腔隙病变引起的特殊临床表现。但腔隙综合征也可由小量出血、皮层梗死引起。"腔隙性脑梗死"则是缺血性卒中的一种临床亚型。"临床"是该概念的核心内涵。虽然它借用了"腔隙性"和"脑梗死"两个病理学名称，但它彻头彻尾是个临床概念。因为卒中是临床急症，必须有相应的临床表现。作为卒中亚型的腔隙性脑梗死，也必须有相应的急性临床表现才能诊断。影像学检查可以正常（因检查太早或病灶太小或机器性能限制）或有相应直径<1.5cm 的"腔隙灶"。所以，用有、无急性卒中事件区分有、无症状腔

隙性脑梗死是概念混淆的典型例子。是腔隙性脑梗死就有症状，无症状就不是腔隙性脑梗死，否则患者与临床医生如何知道。无临床症状、单从影像上发现的是"腔隙灶"，不能诊断为腔隙性脑梗死。虽然三个概念中都有"腔隙"，但各有不同内涵，不容混淆。

一般根据多年高血压病史，突然出现局灶性神经定位体征，影像检查在相应脑区有或无腔隙灶可做出腔隙性脑梗死的临床诊断。临床虽有典型的"腔隙综合征"表现，但无影像检查，不能肯定为腔隙性脑梗死。可暂称为"腔隙性脑血管病"，因为少数"腔隙综合征"可由小量脑出血、小的脱髓鞘病灶、不明原因的小软化灶引起。待影像检查排除这些可能病因后，才可诊断为腔隙性脑梗死。常规 CT 可以发现大脑皮层下直径 5mm 以上腔隙灶，由于层厚以及容积效应对 5mm 以下的小腔隙灶则不易显示或模糊不清，但可通过薄层扫描得以相当程度的解决。另由于受伪影干扰，CT 不易发现脑干的腔隙灶。MRI 能清楚显示。即使 CT 未能发现腔隙灶，但可排除可能引起腔隙综合征的其他非缺血性责任病灶，也是诊断腔隙性脑梗死的重要影像学间接证据。多年来，临床就是靠病史、腔隙综合征与 CT 扫描结合来诊断大多数腔隙性脑梗死的。要确诊脑干腔隙性梗死才必须行 MRI 检查。腔隙性梗死的正确诊断对有 CT 配置的医院，多数无太大困难，关键是弄清概念，正确认识和处理临床信息与影像信息的关系。

【治疗】

多数病情较轻，无须特殊治疗就能恢复良好。必要时可针对病因及症状作相应处理，应避免溶栓、过度脱水、降血压过猛等不适当治疗。恢复期后要确定血压控制方案：高血压可诱发脑出血，过低血压可导致腔隙性脑梗死复发。

第四节　心源性脑栓塞

心源性脑栓塞（cardiogenic brain embolism，CE）是缺血性脑血管病和短暂性脑缺血发作的常见病因，但是在临床上常被漏诊。长期以来，心源性脑栓塞被认为仅占很少一部分，过去报道心源性脑栓塞的发病率较低，Meiritt（1938）统计占脑血管意外的 9.3%，占缺血性脑血管病的 6%（Matsumato 等，1973），之后的 1986 年的 Hayman 观察到心源性脑栓塞的比率上升至 19%。近年来超声诊断技术的进展证明栓子是缺血性脑血管病的重要原因。目前认为，15%~20% 的缺血性卒中患者由心源性栓塞所致，在青年人中更可高达 30%。Torvik 对缺血性脑血管病 320 例的尸解研究发现，其中 79 个可分辨病理性质的新鲜病灶，47% 为栓塞性，53% 为血栓性。

　　准确地说，心源性脑栓塞所占的比率仍不清楚，有学者认为椎-基底动脉供血区的缺血性卒中，主要是在局部病变的基础上并发血栓形成，而 1/3 以上的大脑中、后动脉闭塞是来自心脏或大血管的栓子所致。也有指出椎基动脉的栓塞仅占 10% 左右。栓子从颈总动脉进入颈内动脉的机会比进入颈外动脉多 3 倍。进入颈内动脉者，绝大多数进入 MCA 及其分支，因为颈动脉直接始于主动脉弓和无名动脉，MCA 是颈内动脉的延续，而椎动脉起始于锁骨下动脉，并且颈内动脉的血流量多，每侧颈内动脉每分钟血流量为 300~500mL，而每侧椎动脉每分钟血流量为 100~150mL。这就使心脏排出的栓子容易随血流进入颈内动脉和 MCA，较少绕道锁骨下动脉进入椎基动脉。左右两侧 MCA 发生脑栓塞的机会大致相等。大脑前动脉和后动脉栓塞较为少见，由于血液流动呈层状血流，因此，如在同一来源不断产生栓子，而反复发生的脑栓塞，常在同一血管。

　　心源性脑栓塞患者约 50% 可发生梗死后出血（出血性转化），机制为动脉被栓塞后，闭塞远端的血管发生缺血性改变，继而扩张及血压下降，使栓子推向远端，或栓子破碎崩解向远端移动，阻塞于更细小的动脉分支，原被阻塞的动脉恢复血流灌注，由于此段动脉已有缺血性改变，血液可自病变血管漏出，进入原缺血梗死区域，造成梗死区继发性出血。

【病因病理】

　　心脏栓子可来自有病变的或缺损的心瓣膜、心腔壁及其隐窝处的附壁血栓。引起脑栓塞的各种心脏疾病可归纳为三类：

(一) 心脏瓣膜病和心内膜病变

病变瓣膜和心内膜上有赘生物或附壁血栓，脱落的碎片随血流进入脑循环，造成脑栓塞。虽然心脏排出量最多 15%～20% 流入脑动脉，但心脏排出的栓子有 50% 进入脑动脉。

1. 风湿性心脏病

随着风湿病防治工作的成效，风湿性心脏病的发病率已有降低，但在青年人中，风湿性心脏病仍然是心源性脑栓塞的重要原因。20% 的风湿性心脏病患者并发全身性栓塞，其中 50% 是脑栓塞。瓣膜病并发心房颤动者，其脑栓塞的发病率为无心房颤动者的 14～16 倍。主动脉瓣膜病变和无心房颤动病史者也能并发脑栓塞。二尖瓣狭窄伴心房颤动患者，心房壁特别是心耳处心肌收缩无力，血流迟缓，易发生附壁血栓，血栓性栓子是造成脑栓塞的原因。

2. 细菌性心内膜炎

是人们熟知的心源性脑栓塞的原因。感染性心内膜炎患者中，约 20% 证实有栓塞性脑梗死。此类梗死有明显出血倾向，而且是其表现特征。超声心动图见到赘生物者较未见到赘生物者，栓塞风险要高得多，前者为 34%，后者仅 7%。

3. 非细菌性血栓性心内膜炎

也称消耗性心内膜炎。尸检时瓣膜赘生物常可见于癌症及其他非传染性消耗性疾病患者，心源性脑栓塞也可作为潜在癌肿的一种特征性表现。因长期消耗，心脏瓣膜周围形成无菌性赘生物或内膜上血小板黏附、聚集和附壁血栓形成。赘生物和血栓性栓子，造成脑栓塞和其他部分的动脉栓塞。因此，有长期消耗性疾病患者发生血栓栓塞疾病，应考虑本病的可能。

4. 二尖瓣脱垂

是常见病，正常的青年中发生率可高达 6%。它可能不是心源性脑栓塞的常见病因，但在一些青年脑血管病患者中却有重要作用。患者的二尖瓣和腱索黏液样变，二尖瓣和腱索松弛和伸长，心脏收缩时伸长和松弛的二尖瓣呈囊状突入左心房，引起严重的二尖瓣逆流，心房壁和囊状二尖瓣的心房侧之间血流停滞易形成血栓。因脱垂的瓣尖可以出现黏液瘤样变性，并促使血小板聚集而共同形成栓子，故常导致小卒中或身体其他部位的栓塞。并发细菌性心内膜炎造成菌性栓塞。

5. 心肌梗死后左室附壁血栓

急性心肌梗死累及心室壁和心内膜，病变部位形成附壁血栓，脱落的栓子造成脑栓塞。但心肌梗死引起的脑栓塞少见，多发生于前壁受累的患者。此时做超声心动图常可发现室壁有血栓形成。少数心肌梗死后并发心房颤动者可导致脑栓塞。左室壁瘤患者在心脏失活动节段也可存在附壁血栓，此类患者仅5%引起脑栓塞。

6. 卵圆孔未闭（patentforamen ovale，PFO）

PFO 作为胎儿时期的一个残留物，对于25%的成人是处于开放状态的。在右房压力增高的情况下，可出现自发或诱发心房间右向左分流。尸检研究已经证实 PFO 在成人中的发生率为17%~35%。Lechat 等在1988年报道用经胸超声结合注射造影微泡，发现不明原因脑血管病患者伴有 PFO 者较对照组多见。在不明原因的青年脑血管病患者中，PFO 的检出率50%以上，而在一般人群中只有25%。有研究显示 PFO 合并房间隔瘤的患者，发生脑血管病的机会更高。PFO 发生心源性脑栓塞的机制可能与反向栓塞的同时伴有隐性深静脉血栓形成，后者可能发生于脑栓塞之前，有时与肺栓塞或肺动脉高压有关。另外在 PFO 的管道内可能形成局部血栓，经食管超声可在房间隔的左和右边看见漂浮的血栓，从而明确 PFO 是栓塞的根源；还有研究显示伴有 PFO 的患者可发生一过性房性心律失常，并且由于可能发生阵发性心房颤动的潜在危险，引起的栓塞危险性进一步增高。

7. 充血性心肌病

出现左室附壁血栓，也可以是脑栓塞的栓子来源。

(二) 心律失常

引起脑栓塞的主要有：

1. 心房颤动（atrial fibrillation，AF）

心房颤动使脑血管病危险性增加5.6倍。如同时有风湿性心脏瓣膜疾病则AF造成的危险更严重。但是由于风湿性心房颤动较非瓣膜性心房颤动少见，所以风心病引起的脑栓塞在全部脑栓塞中还不足1/10。60岁以上的人群中至少2%～3%有心房颤动，而70岁以上估计为9%。60岁以下单纯慢性非瓣膜病性心房颤动患者发生脑栓塞的危险性与同年龄、同性别的对照人群无明显差异，60岁以上危险性明显增加。心房颤动患者发生脑栓塞的机制是心房壁尤其是心耳壁处几乎无活动，血流停滞形成附壁血栓，脱落成栓子致脑栓塞。高血压病、心脏功能失代偿和凝血功能亢进是心房颤动患者发生脑血管病的危险因素。

研究认为，毒性甲状腺肿并发心房颤动的患者有30%出现脑栓塞，如同窦-房病变一样，其心房节律紊乱是间歇性的，当心房颤动一段时间后重新转为窦性心律时脑栓塞危险最大。由于脑栓塞是毒性甲状腺肿特别是老年患者的常见并发症，所以一些"长期"心房颤动的患者可有一定比例的亚临床型毒性甲状腺肿，反之，有毒性甲状腺肿的患者也有可能出现一定比例的亚临床心房颤动，临床上应提高警惕。

2. 病窦综合征

是一种以间歇性心房颤动和不同程度的窦房结异常活动为特征的疾病，表现为窦性心律缓慢，并可间有心动过速。血流停滞一段时间后，心耳内产生血栓，当窦房节律恢复，心房协同收缩时，血栓则被推入大循环，导致脑栓塞。通常是动脉粥样硬化所致的窦房结病变。

（三）心脏外科手术并发的脑栓塞

因体外循环和心脏外科技术的进步，接受心脏外科治疗的病例增多，其中主要是冠状动脉粥样硬化性心脏病患者。心脏外科手术的患者，可由于以下几种情况而并发心源性脑栓塞：①体外循环过程中产生微栓子，激发微血栓栓塞。手术过程中发生空气栓塞或脂肪栓塞。②人工瓣膜指环尤其是合成材料所制者，是脑栓塞增加的重要原因。人工二尖瓣较主动脉瓣有更高的危险。不论是机械瓣膜还是生物瓣膜的附近均可能有血栓形成，血小板-纤维蛋白原构成的附壁血栓脱落的碎片可造成脑栓塞。这种脑栓塞多数见于瓣膜置换术后的前3个月内，金属瓣膜置换术后的患者，需要长期服用抗凝药物，自行停药者术后数年也可发生脑栓塞。这类病例近年有增加的趋势，彩色超声心动图能检出瓣膜上的血凝块，并显示瓣膜血流改变的特征。

总之，心源性脑栓塞的病因众多。2009年发表的ASCO分型将缺血性脑血管病的病因按照肯定、可能、较小可能三级进行了划分，对心源性脑栓塞病因也列表分级描述。

【临床表现】

典型的心源性脑栓塞有以下临床特点：①发病年龄较年轻；②多有心脏病史或者可确定的心脏栓子来源；③急骤起病，通常数秒或数分钟内出现偏瘫、偏身感觉障碍等相应局灶体征；④发病常伴癫痫发作或意识改变，但一般持续时间较短暂。

心源性栓塞多发生于活动时，但也可发生于安静时或睡眠中。脑栓塞引起的神经系统功能障碍，取决于栓子的数目、范围和部位。多数在数秒至数分钟达到最高峰，头痛约15%，可出现于病侧，呕吐较多见。约50%～60%的患者起病时有意识障碍，但持续时间可较短暂，大血管或者椎基动脉被阻塞时可迅速出现昏迷，可有广泛性脑水肿及高颅压征。脑栓塞还可导致局限性癫痫、轻偏瘫、视野缺损、失语等。

除了神经系统的定位症状和体征，还有栓子来源的原发病表现，如风湿性心瓣膜病、心房颤动、心内膜炎、先天性心脏病、心肌梗死等临床表现。

【辅助检查】

（一）脑影像学检查

近年研究发现以下脑影像学改变更多见于心源性脑栓塞患者：①非穿通支部位多发性梗死，特别是前后循环、左右前循环同时存在的梗死灶；②完全前循环梗死或皮质单一相对较大的梗死，或交界区梗死，但血管检查未见相应血管狭窄的依据。

（二）神经血管学检查

全面的神经血管学辅助检查应包括颅内外脑血管、主动脉弓、下肢静脉。检查方法包括 MRA、CTA、TCD、颈部动脉及下肢静脉血管超声、经胸壁心脏超声（transthoracic echocardiography，TTE）、经食管心脏超声（transesophageal echocardiography，TEE）、DSA 等。鉴于 MRA 联合 TCD，或者 CTA 联合 TCD，加上颈部血管超声，对血管狭窄的诊断的敏感性和准确性已经和 DSA 非常接近，因此，并不推荐常规 DSA 检查。此外，TCD 不仅可以检测颅内外血管狭窄和闭塞，而尤为重要的是可以直接检测微栓子。如同时发现双侧前循环或者前后循环都有微栓子存在可帮助判断为心源性脑栓塞。

（三）心脏检查

包括胸部 X 线、心电图、超声心动图特别是 TEE 能发现心房颤动患者的左房血栓，而 TEE 在 MRI/MRA 提示栓塞而无血管狭窄的患者使用价值最大，但是 TEE 有一定的检查痛苦甚至风险。多排 CT 和高磁场 MR 无创、分辨率高、患者依从性好，可以直接清晰显示心脏和主动脉弓的多种病变，同时研究显示与 TEE 相比，还可发现更多的心内血栓和主动脉斑块病变。

（四）心电生理检查

心房颤动是心源性脑栓塞最为常见的原因，所以对于心房颤动的检查无疑是心源性脑栓塞中的重要一环。持续性心房颤动容易诊断，但阵发性心房颤动不易被发现。24 小时 Holter 心电监护对心房颤动的诊断价值高于常规心电图。另外，近年来，还有学者推荐应用 STAF 评分来协助诊断心房颤动。评分较高者（≥5分者）应进一步筛查，包括 Holter 心电监测。

（五）血清学检查

长期以来，众多学者试图利用各种血清学指标来鉴别缺血性卒中的病因，但未有获得公认的结果。近年数个研究发现心源性脑栓塞患者血浆脑钠素水平明显高于其他脑梗死患者，因此血脑钠素增高在一定程度上可能有助于预测心源性脑栓塞的诊断，但其特异性和敏感性仍有待进一步研究。也有较多报道关注 D-二聚体，但特异性不明确。有学者的研究发现结合上述两项指标对心源性脑梗死的预测更有价值，但这组资料的特异性和敏感性仅为60%左右。因此，目前血清学指标检测用于心源性脑栓塞的诊断价值有待进一步研究。

【诊断】

目前心源性脑栓塞的诊断率还远远低于实际发病率，在诊断上首先应全面了解缺血性脑血管病的所有病因，其次，当所谓隐源性脑血管病时，更要高度注意潜在心源性栓塞的可能，此外，还要注意多种病因混合存在的情况。

以往多根据上述临床表现来诊断心源性脑栓塞，CT 和 MRI 等脑影像技术广泛应用以来，还可依据梗死灶多发，见于两侧，或病灶大，并以皮质为底的楔形，绝大多数位于 MCA 支配区，且同一 MCA 区域常见多个、同一时期梗死灶，易合并梗死后出血等特点诊断心源性脑栓塞。

根据近来的研究，众多学者认为，具备以下任一项时，应首先考虑心源性脑栓塞的可能，进一步寻找确诊或可能协助诊断的证据，包括通过各种心脏检查筛查各种心源性脑栓塞的病因如心房颤动的存在，通过血液学检查指标等帮助诊断：①临床发作突然，发病后病情立即达到高峰，病情较重，缺乏大血管病变证据；②病灶位于颅内动脉主干或主要皮质分支区域，即皮质及皮质-皮质下交界区域（非穿通支部位），而血管检查缺乏大血管病变证据；或者位于多个血管分布区域，或者灰白质交界区域，特别是双侧前循环，或前后循环同时累及；③TCD 在双侧前循环或前后循环同时发现微栓子信号；④未能发现明确的病因。

【治疗】

应包括原有心脏疾病和脑栓塞的治疗。对大脑中动脉主干栓塞的患者，到达医院时在溶栓治疗时间窗内，如无禁忌证可争取静脉溶栓治疗。为预防栓塞的再发，可应用抗凝剂华法林或抗血小板聚集药物阿司匹林、氯吡格雷、西洛他唑等。心脏有栓子来源，包括超声心动图检查发现心腔内有赘生物或血栓样物质，在排除抗凝治疗禁忌证后，更应考虑使用口服华法林抗凝治疗。抗凝治疗期间应检查凝血功能，注意并发颅内或身体其他部位的出血。具体治疗方案和方法详见有关章节。

第五节　大脑中动脉主干闭塞引起的脑梗死

大脑中动脉（MCA）供血区脑梗死在临床上最常见。其中 MCA 主干闭塞引起的急重型、大片脑梗死，又称广泛半球梗死，虽然较少见（澳大利亚有个回顾分析连续 5 年共 1440 例缺血性卒中住院患者的报告，其中属广泛半球梗死的有53 例占 3.7%），但该亚型脑梗死症状重，死亡率与残废率高，是临床需紧急溶栓救治的重要脑梗死类型。故此特别专门论述。

【病因病理】

闭塞原因主要是原位血栓形成和栓塞。以往认为血栓形成多于栓塞，近年来由于辅助检查的手段不断提高，脑栓塞的诊断率也逐年增高。上述澳大利亚报告心源性栓塞引起的占 58%。国内白求恩医科大学第一医院神经内科刘群报道的一组 84 例 MCA 主干梗死患者中有风湿性心脏病和心房颤动 41 例，冠心病心房颤动 5 例，心脏室壁瘤及附壁血栓各 1 例，颈内动脉有改变 9 例，即有明显栓子来源占该组 70% 左右；该组死亡患者中经解剖证实心源性栓子栓塞 3 例，血管源性栓子栓塞 1 例，故作者认为中动脉主干梗死的主要病因是栓塞。当有风湿性心脏病、二尖瓣脱垂、黏液瘤、非细菌性心内膜炎、心房颤动、心肌梗死与主动脉瓣病变时，栓子可来自心脏。MCA 闭塞部位可在主干或某些分支。如果主干段突然被栓子阻塞，因该处阻塞位于 Willis 环之外，是脑循环网络关键易损节点之一，不能通过前、后交通支获得对侧和后循环的血流代偿作用，只能靠脑表面与同侧大脑前、后动脉吻合获得侧支循环，如这些侧支循环代偿不良，则梗死区域与一侧 MCA 主要的供血范围吻合甚至更大，呈现大片梗死。

【临床表现】

MCA 主干闭塞表现为完全 MCA 综合征：对侧偏瘫、偏身感觉障碍、偏盲和双眼向对侧注视障碍，在优势半球可有完全性失语，迅速发展为广泛脑水肿，常有颅内高压、昏迷，甚至脑疝，处理不当患者可死亡。幸存者可有严重的偏瘫，此时上肢最严重，呈皮质型感觉障碍。在优势半球时，失语症明显，有时有不完全性偏盲。详见本章第二节的完全 MCA 综合征。

【诊断】

MCA 比任何动脉更易发生闭塞。闭塞时其症状几乎无法与颈内动脉闭塞鉴别，除非做血管造影。一般有前驱症状如一过性视物不清或一眼失明，则大多为颈内动脉闭塞。然而，栓子可起自颈内动脉而闭塞症状表现在 MCA。常规 CT、MRI 在发病 24 小时（或更早）可显示梗死范围占大脑中动脉供血区（包括大脑皮层和基底节）75% 以上，其中有少数可扩展至部分大脑前或大脑后动脉供血区。CT 早期影像的诊断价值：①最常见为病侧 MCA 分布区显示：局部密度减低；岛叶与基底节分界模糊；大脑外侧裂、脑沟及蛛网膜下腔稍变，侧脑室稍受压。提示为 MCA 主干或颈内动脉终末段闭塞。②偶在患侧颅底可见 MCA 高密度征（HMCAS），提示该处有血栓。但这要求有较高分辨率的 CT 和保持患者头部不动。

急性期确定 MCA 主干闭塞方法：

（一）临床判断

根据 OCSP 分型法为完全前循环梗死的临床表现。

（二）MCA 高密度征（hyperdense middle cerebral artery sign，HMCAS）

指因血栓致 MCA 闭塞后，在单纯 CT 扫描时，MCA 本身 X 线吸收值比脑实质或对测正常 MCA 高，是 MCA 主干闭塞的超早期 CT 表现。1981 年首先由 Yock 等报道，当时他们认为高密度影为钙化的栓子所致。1983 年 Gacs 等经脑血管造影研究发现，MCA 的高 X 线吸收值并非一定是钙化的血栓，可发生导致动脉闭塞的任何血栓或栓子。1989 年 Tomsick 等经大量病例研究指出，MCA 的高 X 线吸收值比钙化时 X 线吸收值低，诊断 HMCAS 时，应除外在动脉硬化基础上出现的动脉壁的钙化。

1. HMCAS 出现的时间

龟井彻正等观察了 22 例脑栓塞患者，发现 HMCAS 最早可见于发病后 30 分钟，在发病后 6 小时内至少有 63% 的病例可见到 HMCAS，半数患者于 24 小时至 14 天内消失。

2. HMCAS 的出现频度及部位

关于 HMCAS 的出现频度各家报告不一，占 MCA 区域闭塞患者的 21%～63%，差异之大是主观或客观因素影响所致，这些因素可导致假阳性或假阴性结果的产生，诸如：①部分容积效应：某些 HMCAS 在 10mm 断层图像上未能检出，而在 3mm 或 4mm 层面上可能检测到；②解剖变异：动脉的走行变异可影响 HMCAS 的检出，因血管的垂直方向切比斜切或水平切密度高；③将血管钙化误诊为 HMCAS：多见于老年动脉粥样硬化，其钙化常表现为双侧血管，且 X 线吸收值高于 HMCAS；④扫描伪影；⑤诊断者本身的分辨能力：

3. HMCAS 的临床意义

有学者认为 HMCAS 的消失可能意味着动脉内栓子溶解、血管再通，因此以 HMCAS 消失作为 t-PA 等溶栓药有效的评定指标。HMCAS 的消失也可能是随着时间推移，栓子逐渐成为等密度的变化。据我们经验 HMCAS 可作为时间窗内溶栓的重要客观根据。

（三）床边 TCD 检查

患侧 MCA 无血流信号，或流速极慢，如患侧 MCA 血流速度、血流信号基本正常，则可排除 MCA 近端主干闭塞的可能。

第四章 脑出血

第一节 概　述

脑出血是指非外伤性脑实质内的自发性出血，又称脑溢血。原发性脑出血的病理机制是复杂的，病因多样，但绝大多数是高血压小动脉硬化的血管破裂引起的，故有人也称高血压性脑出血。高血压脑出血在中国居民中发病率较高，约占全部脑血管病的30%～38%，其中基底节区脑出血占全部高血压脑出血的80%左右，且高血压脑出血急性期的病死率为30%～40%。出血原发于大脑半球的占80%，主要位于基底节区，其次发生在脑叶；脑干和小脑的出血占20%左右。

【病因病理】

脑出血的病因很多，最主要是高血压动脉硬化。然而，在发生机制上，实际上每一例脑出血并不是单一因素引起，而可能是几个综合因素所致。从血管病理来看，常见有微动脉瘤或者微血管瘤、脑动静脉畸形、淀粉样脑血管病、囊性血管瘤、颅内静脉血栓形成、硬膜动静脉瘘、特异性动脉炎和真菌性动脉炎、烟雾病、动脉解剖变异、颈动静脉瘘。血流动力学方面，有高血压和偏头痛。血液因素有抗凝、抗血小板或溶栓治疗、嗜血杆菌感染、白血病、血栓性血小板减少症等。其他罕见的有颅内肿瘤、酒精、苯异丙胺、可卡因、交感神经兴奋药。尚有原因不明（特发性）脑出血。

但不管是何种原因，其最终均导致血管破裂形成血肿。实验上可观察到血肿周围组织随着病程进展而发生一系列的病理生理变化，在血肿形成30分钟后出现海绵样变性，6小时后邻近的脑实质内随时间的变化，由近及远有坏死层、出血层、海绵样变性及水肿等。血肿周围脑组织的这些变化，除了机械压迫外，主要是血浆、血细胞成分，如血红蛋白及其他血管活性物质等起着重要作用。出血后颅内容积增大，破坏颅内环境的稳定。除了脑出血本身对脑组织的破坏外，颅内压增高可以影响到其他脑组织，特别是当颅内压水平与动脉压水平相当时，血肿对周围脑组织的直接机械性压迫达到某种程度时，脑供血减少。基底节大量出血也可因中线移位，同侧脑室受压变形而使对侧扩大，第三脑室受压闭塞，导致严重颅内高压，甚至脑疝。缺血、缺氧、水肿、颅内压升高后，又阻碍静脉回流，增大脑灌流阻力，更加重脑缺血、脑水肿、颅内高压，形成恶性循环甚至导致脑疝和继发脑干衰竭而危及生命。尤其是小脑出血距脑干较近，更为凶险。

【临床表现】

脑出血多发生在没有系统治疗、血压控制不好的高血压病人，常在体力活动或情绪激动中突然发病。发病时多有血压明显升高。临床表现轻重差别很大，主要决定于出血部位和出血量。也与机体反应、全身情况等多种因素有关。有作者观察 179 例有明确发病时间的自发性脑出血病人，发现大多数发病时间在 6 点～14 点，高峰发病时间是在 10 点～12 点。意识障碍是判断病情轻重的主要指标。按出血部位可分为以下类型：

（一）壳核出血

即曾命名为内囊外侧型出血，为高血压性脑出血最常见类型。多由外侧豆纹动脉破裂引起。血肿向内囊压迫可导致典型的对侧偏瘫和偏身感觉障碍，位于优势半球可有失语。若扩展至额颞叶或破入脑室可导致颅高压症及昏迷。

（二）丘脑出血

即曾称内囊内侧型出血，为第二常见出血类型。丘脑为皮质下感受感觉性质、定位和对感觉刺激做出情感反应的一个重要神经结构。典型症状是偏身感觉障碍。丘脑病变时因感觉核团损害部位、范围、性质的不同而表现各种感觉受损的症状。

（三）脑叶出血

即皮质下白质出血。老年人常为高血压动脉硬化或淀粉样变血管病引起，青壮年多由先天性脑血管畸形所致。小量出血症状轻，酷似腔隙性脑梗死。大量出血呈现各种脑叶功能受损的征象，如额叶的精神异常、摸索、强握等；颞叶的幻视幻听、感觉性失语等；顶叶的单下肢感觉障碍、失用、体象障碍等；枕叶的皮质盲。出血破入蛛网膜下腔者，脑膜刺激征明显，易误诊为原发蛛网膜下腔出血。

（四）脑桥出血

多由高血压致基底动脉的旁中央支破裂引起，可立刻昏迷、四肢瘫痪、双瞳孔针尖样大，数小时内死亡。小的基底部出血可引起"闭锁综合征"，表现为四肢瘫痪，不能说话和张口，仅以睁眼和眼球垂直运动来示意应答，貌似醒状昏迷。也有小出血者，症状轻微，预后较好。

（五）小脑出血

多发生于一侧半球，突然站立和步态不稳、肢体共济失调、构音障碍（吟诗状）、眼球震颤，伴头痛、头晕或眩晕、恶心、呕吐。有的可以并存脑桥受损的体征。血肿压迫脑干可昏迷、死亡。小血肿的症状轻，恢复快。

（六）脑室出血

多为继发性（绝大多数继发于高血压性基底节和丘脑出血），也可为原发性的（出血局限于脑室内），症状随出血部位、脑室积血量及是否阻塞脑脊液通路而异，并非都一定预后不良。若为脑室铸型出血，或伴有脑室扩大和颅内高压者病死率高。脑室出血大多由于基底节出血后破入侧脑室，以致血液充满整个脑室，有的还流入蛛网膜下腔。小脑出血和脑桥出血也可破入到第四脑室。

长期以来一直认为脑出血只是很短时间内活动性出血，时间约为20～30分钟。其后的临床征象恶化通常是由于脑水肿、脑积水或全身性因素所致，近来随着CT的广泛应用，进行了动态观察，发现有的患者在一段时间内依然继续出血，表现为血肿增大，并与神经功能障碍的加重相关。主要见于丘脑及壳核，发生于

24 小时内常为持续性出血，而数日后出现的则为继发性出血。有人报道一组如 4 例脑出血的血肿扩大，大部分在 6 小时内而少数在 7～12 小时发生，个别病例在 2～14 天仍有血肿增大。初次 CT 血肿类型、肝功能损害、纤维蛋白原低等均与血肿扩大有关，然而最主要的原因是高血压。

【辅助检查】

（一）颅脑 CT

CT 对急性出血敏感，被认为是诊断急性颅内出血的金标准。CT 可明确出血的部位、范围和脑水肿的程度以及脑室系统情况。临床一旦怀疑脑出血应立即行颅脑 CT 检查，对指导治疗、估计预后有重要价值。近 12 年中通过 CT 观察脑出血类型的变化，我们认为，自从 CT 作为常规诊断手段后，幕上出血患者的死亡率有很大幅度的降低，原因有多种：①作为脑出血主要致病原因的高血压在目前已能进行有效的治疗；②CT 可确诊在过去无 CT 情况下误诊为脑梗死的小量脑出血，从而使患者能及时得到正确的治疗；③不断提高的影像学技术能帮助我们对疾病进行准确的分类，因而能指导医师进行有效的治疗；④脑出血急性期死亡原因主要是脑出血引起的小脑幕裂孔疝，CT 能及时诊断脑血管病的类型，因此在急性期就能进行有效的治疗。

颅脑 CT 的价值：

1. 出血灶密度血肿的密度随病期不同而有差异

（1）急性期（＜1 周）：新鲜血肿平扫呈边界清楚，均匀一致的高密度影，圆形或卵圆形，周围常有一低密度环。小脑半球血肿或蚓部血肿较大时，均可产生占位效应，一般 3～7 天达到高峰，可压迫第四脑室和脑干，甚至发生小脑扁桃体疝。血肿可向前破入脑室；若少量积血，CT 显示脑室内局限高密度影，出血量大可发生脑室铸型时，全脑室呈均匀一致的高密度影，血肿与脑室相连的高密度影，为血肿破入脑室的通道。伴发脑积水时，则脑室系统扩大。出血进入蛛网膜下腔时则显示相应的高密度影。

（2）血肿吸收期（2周～2个月）：约2周（或更早一些），血肿周边溶解，血肿变小，密度变低，边缘较模糊，脑室受压者，脑室形态可有恢复。约3～4周后，血肿可完全溶解，病灶呈低密度。

（3）囊肿形成期（>2个月）：约6～8周后，低密度灶明显缩小，无占位表现，最后呈低密度囊腔，边缘较清楚，CT值接近脑脊液。小病灶形成瘢痕。

2. 其他作用

CT对脑内血肿的诊断敏感且准确，经常复查不但了解血肿的发展趋势，还可进行以下研究：

（1）计算脑出血量：如ABC法测定脑内出血量。可根据出血灶形状在CT面积上基本看作是椭圆形的简易公式ABC/2法进行测定。方法：选出最大出血面积的CT层面，测出该层面出血的最大直径（A），再测该层与A呈90°的最大直径（B），然后算出脑出血10mm一层的层数（C），但每一个C面的出血面积要与最大出血面积比较后得出，若比值为75%，算作1；为25%～75%算作1/2；<25%则不计，各层相加得出C值，所有数值均按厘米计。最后A、B、C值相乘除以2，得出出血量。该法测定的血肿量精确，与计算机法有显著的相关性（r-0.96）。

（2）血肿扩大：血肿扩大的诊断标准：脑出血24小时后CT示血肿体积超过首次CT 50%或两次CT血肿相差20mL以上。血肿扩大对预后有指导意义。CT检查费用相对较低、需时短，有利于多次重复检查，以诊断血肿扩大。也有研究认为利用造影剂在血肿内的外渗，CTA与CT增强有助于筛选血肿扩大的高危患者。

（3）多发性出血：多发性原发性脑内出血可根据病史，在24小时内首次CT检查时发现有2个以上的血肿，发生率约2.0%～2.6%。

（4）病因诊断：CTA/CT静脉造影（CTV）有助于诊断脑出血的病因，包括动静脉畸形、肿瘤、烟雾病、颅内静脉血栓形成等。

（二）颅脑MRI

同CT一样，也可明确出血部位、范围，脑水肿及脑室情况。以往认为MRI

对脑出血不敏感。现在对于急性出血，梯度回波及 T_2 敏感性加权 MRI 与 CT 同样敏感，而对诊断陈旧出血比 CT 更敏感。而在高磁场强度下（1.5T 或以上），常规序列对脑出血也敏感，是由脱氧血红蛋白的顺磁效应所决定的，其在血肿发生初几个小时就存在。T_1 加权像呈等密度，T_2 加权像呈略高密度影。故脑出血早期也可经 MRI 常规序列诊断。

由于磁场强度不同的 MRI 信号显示有差异，现以中、高场强的 MRI 为准分述脑出血各期的表现：

1. MRI 分层

血肿在 MRI 上由内向外分 4 层，即核内层、核心外层、边缘层和周围脑组织反应带。

2. MRI 表现

分为五期：

（1）急性早期（≤24 小时）：T_1 加权像上血肿呈略高或等信号，T_2 加权像为高信号。此期核心层和核外层表现相仿，但无边缘层的信号减低带，早期阶段可无水肿带，数小时后出现轻度水肿。

（2）急性期（2~3 日）：T_1 加权像呈等信号，T_2 加权像为略高信号。此期血肿周围有较明显的血管源性水肿，表现为 T_1 加权像低信号，T_2 加权像高信号。

（3）亚急性期（4~14 日）：核心层 T_1 加权像呈等信号，T_2 加权像为低信号，核外层 T_1 加权像为高信号，T_2 加权像呈低信号。典型表现是：T_1 加权像上高信号核外层围绕一等信号核心层，而周围水肿带可不甚明显或为一低信号带，在 T_2 加权像上为低信号核外层和连成一片的低信号核心层，绕一高信号的周围水肿带。

（4）慢性早期（15~21 日）：核心层、核外层信号一致，均为高信号，周围水肿带消失，出现低信号边缘层。

（5）慢性期（>3 周）：与上一期大致相仿，核心层、核外层 T_1 加权像为均匀一致的高信号，不显示边缘层，无周围带。T_2 加权像上核心层、核外层亦为均匀一致的高信号，边缘层显示低信号，组织水肿不明显或无水肿。此种情况可持续数周或更长，此后形成囊腔，T_1加权像和T_2加权像均为低信号。

可根据临床情况、患者耐受性、经济情况、时间、是否可提供 MRI 检查等具体情况选择 CT 或 MRI 检查。如发现血肿形状不规则、水肿范围异常大、出血发生在少见的部位及可疑肿块等异常征象，须进行进一步影像学检查以明确继发性脑出血的原因。无创检查无法诊断病因时，可行 DSA 检查。

（三）腰穿脑脊液检查

脑脊液压力一般均增高，多呈均匀血性，但无血不能排除小量出血。有 CT 条件时，不作为常规检查。

（四）脑血管造影

DSA、MRA 或 CTA 可显示血管走行的移位，还可有助于明确脑出血的病因（如动脉瘤、血管畸形等）。

（五）经颅多普勒（TCD）

有助判断颅内高压和脑死亡。超声波可显示中线波移向对侧。当血肿≥25mL，TCD 显示颅内血流动力学不对称改变，表示颅内压力不对称，搏动指数（PI）较平均血流速度（FV）更能反映颅内压力的不对称性。

（六）脑电图

出血在大脑半球，脑电图常呈广泛性异常，多为慢波，以病侧半球较突出。

【诊断】

典型者大多数为 50 岁以上，有较长期的高血压动脉硬化病史，活动中或激动时突然发病，发现不同程度的头痛、呕吐、意识障碍等症状，以及偏瘫、偏身感觉障碍、失语等局灶体征，病程发展迅速，通常可做出临床诊断。确诊以 CT 见到出血病灶为准。

在无 CT 的情况下，本病应与以下疾病鉴别：①原发性蛛网膜下腔出血；②脑外伤后硬膜下出血；③内科疾病所致的昏迷（如低血糖、糖尿病、药物中毒)。

【治疗】

脑出血一旦由头颅 CT、MRI 确诊后，治疗开始前要先初步确定脑出血的病因，针对病因采取相应的治疗措施。

严重的凝血因子缺乏或血小板减少症应输注所缺乏的凝血因子或血小板。口服华法林引起的国际标准化比值（international normalized ratio，INR）升高须停用华法林，并予静脉使用维生素 K 及维生素 K 依赖的凝血因子，尽快纠正 INR。以往推荐使用新鲜血浆，现有提出使用浓缩的凝血酶原复合物或重组因子Ⅶa（recombinant factor Ⅶa，rFⅦa）。浓缩的凝血酶原复合物与新鲜血浆相比总体疗效相当，但比新鲜血浆能更快纠正 INR，而且较少副作用，可作为新鲜血浆的替代物。rFⅦa 虽然可降低 INR，但不能补充所有的维生素 K 依赖的凝血因子，因而不能像凝血酶原复合物一样修复凝血酶的生成，所以不能单独用来治疗口服抗凝药引起的脑出血。其他医源性颅内出血如使用尿激酶、蛇毒制剂溶栓等也可使用新鲜血浆治疗。输注血小板治疗因长期使用抗血小板聚集药物如阿司匹林、氯吡格雷等引起的脑出血是否有效尚不明确，有待进一步研究。然而，对非上述原因引起的动脉破裂出血使用止血剂无效。rFⅦa 虽然可减少非抗凝药引起的脑出血的血肿扩大，但有增加血栓形成的危险，临床应用是否获益尚不明确，不主张不加选择的应用。

（一）一般性支持治疗及对症处理

原则上就地诊治。尽量让病人安静卧床 1~2 周，尤其是高血压患者。

1. 保持呼吸道通畅

注意保持良好的体位，昏迷者可取头侧位，不宜仰卧位，以防舌后坠而堵塞气道。多拍背部，以利痰的排出，勤吸痰，有呼吸道阻塞的征象时应及时气管切开，以免缺氧而加重脑水肿。以混合 5% 二氧化碳的氧并间歇吸入为宜，因吸入纯氧过久可导致脑血管痉挛，甚至发生氧中毒。

2. 维持营养和水电解质平衡

通常在起病的第一、二天内禁食。昏迷或不能进食者，第三天行胃管鼻饲。适当限制液体入量，一般每日不宜超过 2500mL，如有高热、呕吐、多汗、利尿过多等可酌情增加。避免使用高糖液体，必要时给脂肪乳、白蛋白、氨基酸或能量合剂等。

3. 降温

体温降低后，脑代谢降低，耗氧量减少，有利于脑细胞恢复和减轻脑水肿。但对脑出血，应用药物作冬眠降温时副作用很多，如冬眠合剂中的哌替啶可抑制呼吸，氯丙嗪可有血压降低等副作用。全身降温可影响心脏功能，易发生肺炎等并发症，故临床多用冰毯物理降温。

4. 护理

病人有昏迷或肢体瘫痪，勤翻身，早期行床上肢体功能锻炼、按摩，以防褥疮或下肢静脉血栓形成。注意口腔清洁，保持大小便通畅。

（二）调控血压

脑出血后血压升高的机制主要有两方面：①神经内分泌系统（交感神经系统、肾素-血管紧张素轴、糖皮质激素系统）的应激反应；②颅内压升高。关于高血压性脑出血的血压理想控制问题一直存在争议。一方面，血压持续性显著升高不仅可能引起血肿扩大、血肿周围水肿及继续出血，而且会增加脑血流量和颅内压；研究结果表明高血压性脑出血后 12 小时内收缩压>140～150mmHg 者，与血压上升程度较低者相比，死亡率和致残率均明显增加。仅有一项研究发现收缩压<140mmHg 者预后较差，但对于这项研究，也有学者提出病情严重的患者容易伴有很低的血压，因此，低血压虽然与高死亡率相关，但不一定是高死亡率的原因。另一方面，以往认为在血肿周围有一局灶性缺血区，快速降低血压可能引致脑灌压下降，进一步加重脑组织缺血性损害，但神经影像学至今未能发现血肿周围半暗带。

以往认为相当部分的脑出血常伴有颅内高压，此时高血压是维持有效脑灌流所必需的，过分降血压可能会减少脑灌流量，加重脑水肿。故应先着重降颅压，随着颅内压的降低血压也会跟着下降。但过高的血压或血压波动较大易致继续出血，所以有人主张参照患者发生脑出血前的基础血压水平，对原血压正常者，使血压逐渐下降至发病前的水平或稍高于原有水平数。《美国卒中学会 2007 版自发性脑内出血治疗指南》推荐收缩压>200mmHg 或平均动脉压（mean arterial pressure，MAP）>150mmHg 时应予连续静脉用药逐渐降压，每 5 分钟监测一次血压；如收缩压>180mmHg 或 MAP>130mmHg 并有颅内高压时，则应监测颅内压，间断或连续静脉用药降压，维持脑灌注压>60mmHg；如收缩压>180mmHg 或 MAP>130mmHg 但无颅内高压时，则应间断或连续静脉用药降压，每 15 分钟监测一次血压。一般认为将血压维持在 160/90mmHg 或 MAP 在 110mmHg 即可，降血压不宜过速、过低，以防止引起脑供血不足，加重脑损害。

然而，2008 年一项开放、随机、对照研究急性脑出血的积极减压试验（INTensive Blood Pressure Reduction in Acute Cerebral Hemorrhage Trial，INTERACT）入选了 404 例中国病人，其中 203 例进入静脉降压组，在脑出血后 1 小时内将收缩压降至 140mmHg 并至少维持 24 小时，另外 201 例按以往美国心脏学会（American Heart Association，AHA）指南维持收缩压在 180mmHg 作为对照，结果发现 24 小时内血肿扩大的比率降压组比对照组小，而且未发现神经功能恶化和其他副反应，两组预后无差异。另一项研究急性脑出血的减压治疗（Antihypertensive Treatment in Acute Cerebral Hemorrhage，ATACH）也证实了脑出血早期快速降压的可行性及安全性。因此《美国心脏学会/美国卒中学会 2010 版自发性脑内出血治疗指南》认为脑出血早期收缩压从 150～220mmHg 快速降至 140mmHg 是安全的。

降压应根据患者的临床情况选用恰当的药物。一般主张不用强力的神经节阻滞剂。可肌内注射硫酸镁，现多认为静脉滴注硝酸甘油，更利于滴速控制，易行又安全。可同时加用呋喃苯胺酸（呋塞米）等利尿剂，使 MAP 降至 110mmHg 左右，继以口服降压药维持（如卡托普利及降压控释片等）。对顽固性高血压，用多种降压药无效时，可慎用硝普钠 25～50mg，加入生理盐水 500mL 中，以每分钟 20 滴左右的滴速缓慢静脉滴注，严密观察血压，一旦降至要求水平，立即停止滴注。在用降压药时，除了防止副作用外，当降血压效果不显著时，还应排除颅内高血压所致的血压增高，必须积极同时用脱水剂。此外，不管是药物或是脑病变所引起的血压持续过低，都应选用升压药（多巴胺、去甲肾上腺素等）以维持所需的血压水平，防止脑损害的进一步加重。

（三）抗脑水肿降颅内压

较大的脑内血肿压迫脑组织引起脑水肿，多在 2～3 天内达高峰，其结果是颅内压增高，甚至导致脑疝。因此，控制脑水肿和颅内高压是降低病死率的关键。颅内压的精确判断，须依靠特殊的仪器，且有一定的创伤性，不能满足临床需求。临床上通常可凭意识障碍、血压、脉搏、呼吸等变化以及影像学表现来判断。

对小血肿应控制出入水量，控制性过度换气，使血二氧化碳分压控制在 3.3～4.0kPa（25～30mmHg），可降低脑脊液的二氧化碳分压，pH 上升，引起血管收缩，达到降低颅内压之目的。一旦颅内压降低，即要停止过度换气，以免引起碳酸血症；但停止过快又易引起颅高压反跳，应在 4～24 小时内渐渐停止过度换气。

临床上有指征使用脱水剂时，一般采用静脉或肌内注射，在严重失水又有颅内高压时，可试行颈动脉内注射甘露醇 40～60mL，可达到脑组织脱水而对全身影响较少。必须根据颅内压增高的程度和心、肾功能等全身情况来考虑选用脱水剂及其剂量。在昏迷较深或出现脑疝早期征象时，须用强脱水剂。通常应选 2～3 种交替使用，如 20%甘露醇、呋塞米、甘油类制剂。有心或肾功能不全者，常须先使用呋塞米或依他尼酸钠。使用等渗盐水可防止血液浓缩，3%盐水可补充液体和控制颅内压。也可用胶性液体（20%或 25%的白蛋白）来防止血容量减少，避免低血压。

脱水时要注意血浆渗透压的改变，以 310～320mOsm/L 为佳，若临床脱水效果不好，可适当增加，一旦收效，应维持高渗透状态。为避免脑细胞肿胀和颅内压反跳性增高，使用脱水剂时要逐渐减量，一般需用 1～2 周。

对肾上腺皮质激素的利弊评价不一，现今仍有不少人主张在严重颅内高压甚至脑疝时，与强脱水剂合用，如 20%甘露醇 250mL 加地塞米松 10mg 静脉滴注。有人首选地塞米松 10mg，静脉推注，也可降低血肿周围的水肿。由于脑出血的昏迷者多易合并消化道出血和肺部感染，可能因用肾上腺皮质激素而加重或掩盖病情，加上激素降低颅内压作用缓慢，不能迅速抗脑水肿，故不主张常规使用，尤其是有糖尿病者更要慎用或禁用。因易诱发应激性胃出血，应同时用胃黏膜保护药。

临床实践表明，脱水治疗时对小量和中量出血确实有效，但对血肿压迫引起的严重脑水肿，脱水疗法难以根本改善预后，大多需加用手术方法。

（四）并发症处理

1. 消化道出血

重症自发性脑出血常合并胃肠道出血，病死率明显升高，其原因多归于胃肠道应激性糜烂、溃疡。

过去多认为胃肠道病变多发生在脑出血的 6～10 天或胃肠出血是脑出血的终结，在脑出血的 3～7 天内以糜烂为多，以后以溃疡常见。近年来发现呕血多在脑出血的发病当时及 2 小时内（70.1%），24 小时内 83.6%。重症监护病人胃镜下监测应激性胃肠出血常在 24～48 小时内发生。总之，应激性胃肠出血是随着病情危重发展而很快发生。

在胃肠出血的危险因子中，最重要的是：①机械通气延长，超过 4 天 65%发生胃肠出血；②凝血障碍的出现，血小板减少低于 100 000/mm^3，凝血酶原时间延长，部分凝血激酶时间延长，应用抗凝剂等；③基础疾病恶化，如败血症、休克、弥散性血管内凝血等。

多数学者认为胃肠道出血系丘脑下部损害引致，还与脑干、边缘系统、额叶眶面及海马区等损害有关。丘脑下部有特殊的解剖生理特点：①有数以万计的神经分泌细胞；②与垂体密切神经联系集中于漏斗部；③有丰富的毛细血管网，超过其他部位一倍以上；④丘脑下部的血脑屏障不够健全，毛细血管通透性高。故当缺氧、感染、颅内压升高等应激因素作用时，该区极为敏感，易产生水肿、出血等改变。

临床上许多非丘脑下部出血时发生胃肠道出血，可能是各应激因素间接影响丘脑下部的结果，可能有以下几个方面：①释放 ACTH 使肾上腺皮质激素增高，促使胃蛋白酶分泌增加；②交感神经张力改变，血中儿茶酚胺浓度增高，致胃血管收缩，胃黏膜缺血，黏膜屏障受损；③丘脑下部受损可直接使迷走神经活动过度增强，大量乙酰胆碱使胃酸及胃蛋白酶增高。此外，尚有中枢神经损害可引起胃泌素明显增高，脑干或丘脑下部损害所致呼吸衰竭，内脏血管舒缩障碍，使胃黏膜血流减少，黏液及碳酸氢钠分泌减少；颅内压升高时血中胰多肽升高，它与胃酸分泌呈正相关。

治疗上主要采用：控制胃内 pH，保护胃黏膜可口服或胃管注入氢氧化铝凝胶或镁乳，静滴西咪替丁、雷尼替丁、洛赛克等；胃内降温及血管收缩药，有用冰盐水或去甲肾上腺素加冰盐水；止血剂可用云南白药、三七粉、白及粉等。严重出血者需输血以改善凝血机制。用内镜技术，如电凝、激光对局部溃疡出血有效。近二十年来由于内科治疗水平的提高，应激性胃肠道出血需外科手术已罕见，内科治疗无效者多是病程晚期（终末状态）。

已证明 H_2 受体阻滞剂在降低临床出血方面优于抗酸剂。细胞保护剂硫糖铝，是一种有效预防治疗药。在临床上它与抗酸剂及 H_2 受体阻滞剂有同等效果。但值得注意的是，改变胃 pH，胃酸降低后胃内革兰阴性菌繁殖达 90%～100%，导致院内感染吸入性肺炎发生率增高。单独用 H_2 阻滞剂肺炎发生率为 6%，若与抗酸剂联用则为 46%，而硫糖铝只有 1.5%，发生率最低，是有希望的预防治疗药。

近年来普遍开展对危重病人应激性胃肠道出血的预防治疗，临床胃出血发生率有可能降低。但多数学者认为，近二十年来危重病人临床应激胃肠道出血发生减少，并非由于预防治疗，而是通气支持疗法的改善、休克处理的进展、危重病人早期注意胃肠营养的补充、控制出血倾向及败血症、减少激素应用、注意防止病人出血的危险等因素有关。

2. 肺部感染

重症脑出血，尤其是意识障碍、吞咽困难等患者，口腔或气管内分泌物不易及时清除，易导致吸入性肺炎。另一常见的原因是胃内容物的反流，尤其是平卧位鼻饲灌注流质饮食时，严重的大量反流，甚至造成窒息。此外，原先患有慢性支气管炎、肺气肿等的老年人，脑出血后更易继发肺部感染。除了用敏感的抗生素，应勤转身拍背，及时清除口腔及气管内分泌物，防止反流误吸等。

3. 控制抽搐

脑出血发病后 2 周内癫痫临床发作的发生率为 2.7%～17%，连续脑电图监测发现临床下发作的发生率为 28%～31%。《美国心脏学会/美国卒中学会 2010 版自发性脑内出血治疗指南》认为临床发作及伴有意识障碍的临床发作须予抗癫痫药物。一个大型的单中心研究发现预防性抗癫痫治疗能显著减少脑叶出血后的临床发作，但也有研究认为接受预防性抗癫痫治疗的患者预后更差，因此，对于脑出血后是否预防性抗癫痫治疗目前还有争议。另外，抗癫痫治疗选用药物时尽量不用地西泮类和巴比妥类，以免影响意识观察。

4. 其他

有些脑出血患者可出现心功能损害（大多数为心电图改变）、肺栓塞或水肿、深部（尤其下肢）血栓形成等，应注意及时相应的治疗。

（五）手术治疗

脑出血导致脑损伤的病理生理机制主要是：血肿增大对周围脑组织造成的机械压迫和血肿吸收继发的周围脑组织的毒性作用；早期手术可以解除血肿的占位效应和周围脑组织的中毒反应，但此时颅内出血可能还是活动性出血，开颅清除血肿可能增加再出血的风险，而且手术清除血肿需要切开血肿浅层的脑组织，造成新的出血，从而产生负面作用。现已发现脑出血引起脑缺血体积可以超过血肿体积的几倍，是血肿外科清除术不理想的另一原因。脑出血初期发生的局部缺血大部分是不可逆的，因此，早期去除大块病灶试图作为唯一治疗手段，未必能转变缺血过程，应同时采用神经保护剂，也许可减少缺血性脑损害。

　　脑出血是内科治疗还是手术，历来争论较多。主张手术治疗较优者认为内科治疗不能防止脑疝致死。然而，若脑出血量大、病情危重，外科手术也不易改变这种状态。被广泛接受的观点是意识水平正常和轻微神经功能缺陷的病人不需要手术，同时昏迷伴瞳孔固定也无手术价值。争议的是指有嗜睡或昏睡和伴有严重神经功能缺陷者是否手术，要结合临床情况来决定。

　　目前比较一致的看法是：①大脑半球大的中央血肿，伴昏迷和瘫痪，任何内、外科治疗均不能改善；②脑叶出血，无颅压升高，无须手术；③中青年脑出血患者，脑叶或小脑血肿较大，脑疝风险较高，及时抽吸或清除血凝块可防止脑疝及生命中枢被压迫；④小脑血肿可出现急性脑干压迫症状，在脑干压迫引起意识丧失之前，急症手术可以挽救生命；⑤病人无脑积水或脑干压迫最好用内科治疗；⑥脑干血肿也可定向抽吸或内科治疗。

　　目前认为，对小量出血不必冒手术风险，可在 CT 监护下内科治疗。少数病情不断恶化，CT 证实血肿继续扩大者，适时清除血肿仍属必要。对发病时出血量大，保守治疗显然无效的重症患者，应及时手术。凝血障碍所致的脑出血和血管淀粉样变易诱发别处脑组织再出血，手术难奏效。

1. 手术方法

　　手术方法的选择应根据经验和具体情况决定。目前用于临床的有开颅血肿清除术、钻颅穿刺吸除术、脑室引流术。

　　（1）血肿清除术：手术取决于血肿的大小和位置。小脑出血因靠近脑干，在出现不可逆性恶化之前多无明显先兆，故为了防止突然发生脑疝，手术是唯一有效的治疗手段。除非临床症状轻微，出血量<10mL 者可考虑暂时保守治疗。大部分关于脑出血手术治疗的随机研究都把构成脑出血全部患者 10%～15%的小脑出血患者排除在外；一项非随机研究表明小脑血肿直径超过 3cm 或出现脑干受压或脑积水者手术清除血肿较内科保守治疗可取得更好的临床预后；如果血肿直径小于 3cm，没有脑干受压、脑积水，内科保守治疗则会取得更好的预后。尽管关于小脑出血的随机研究尚未开展，不同治疗手段预后的差异正如前所述，同时由于临床患者的不均衡，导致相应的研究可能无法开展。单用脑室引流管取代直接

清除血肿通常被认为是不够的，也是不被推荐的，尤其在出现脑池受压的患者。对出血原因诊断不清，疑为血管畸形、肿瘤者，可行手术进一步明确。

大脑半球血肿大于50mL，临床治疗效果不佳或原血肿增大1倍以上可考虑手术。近十年来不少报道脑干出血手术成功例子，以血肿直径>3mm为宜。若脑干出血在几小时内意识丧失者，手术效果不佳。但有些血肿直径>3mm者意识水平始终正常，则不必手术。

STICH（Surgical Trial of Intracerebral Hemorrhage）研究表明距皮层表面1cm以内的血肿通过发病后96小时内的手术治疗可能取得更好的临床预后，尽管这一研究的数据之间没有统计学差异（比值比0.69，95%可信区间0.47～1.01），脑叶出血且GCS评分在9～12分之间的患者也倾向于通过手术来取得更好的临床预后。STICH研究表明血肿距皮质表面超过1cm且GCS不超过8分的患者内科治疗较手术治疗预后更好。另一项研究纳入了108例幕上皮质下或壳核出血超过30mL的患者，结果显示手术治疗效果明显优于（发病一年后Glasgow预后评分提示更好的恢复、更轻的残疾）内科治疗，但是总体生存率相同。其他的随机研究纳入的病例太少，难以评估各组的临床预后，只涉及深部脑出血的患者，或者没有报告这些方面的结果。

《美国心脏学会/美国卒中学会2010版自发性脑内出血治疗指南》推荐脑叶出血超过30mL且血肿距皮层表面1cm以内者，可考虑开颅清除幕上血肿（Ⅱb B）。

（2）钻颅穿刺吸除术：随着立体定位及CT引导定位的发展，采用血肿单纯穿刺吸引、血肿破碎吸引及注药溶解血肿等方法，钻颅血肿吸引术已变得简单易行、创伤小、不需全身麻醉即可施行，因此易被接受。血肿>30mL者或血肿增大24小时后可行钻颅萃吸术。根据我们的研究天幕上血肿引流与内科保守治疗的结果表明，对于脑出血>30mL，中线移位<2mm血肿，位于脑叶或基底节，神经功能缺陷评分在20～39分之间，行血肿引流术可有效地改善脑出血患者的生命预后。数个研究小组发展了微创的血肿清除技术，通过把溶栓或内镜与立体定向设备联合起来。关于这些技术的随机研究都显示在发病12～72小时内应用这些

技术（无论是否联合立体定向设备）可以更好地清除血肿和降低死亡率，但是均未显示可改善临床预后。

（3）脑室引流术：脑室出血可引起下述 3 种变化：①颅内压增高；②向外压迫脑室周围组织；③影响脑脊液循环。脑室出血的占位效应引起颅内压升高，从而引起脑血流减少。脑室扩大是病理生理变化的基础，所以治疗目的在于：①迅速清除脑室内的积血，减少占位效应；②分流脑脊液恢复正常循环；③降低颅内压；④减轻脑损害。

尽管置入脑室引流管从理论上可以引流脑室内的出血和脑脊液，但是，单用脑室引流管效果往往不佳，因为很难保持导管通畅并缓慢清除脑室内的出血。因此，在治疗脑室出血时使用溶栓药物作为脑室引流管的辅助手段已经引起了研究人员的广泛兴趣。

动物实验和临床试验报告了脑室内应用溶栓药物，如尿激酶、链激酶、rt-PA，通过加快血肿清除和血块溶解，可能降低 IVH 的致残率和致死率。最近，脑室内出血（intraventricular hemorrhage，IVH）快速血凝块溶解评估临床研究（CLEAR-IVH）分别评估了 52 例开放剂量脑室内应用 rt-PA 的 IVH 患者，症状性出血发生率为 4%，细菌性脑室炎发生率为 2%，30 天死亡率为 17%；也有报道可诱发癫痫。尽管脑室内应用 rt-PA 看起来并发症发生率不高，但是这种治疗方法的有效性和安全性仍有待进一步研究确认。

一些研究探讨了 IVH 患者的其他辅助治疗方法，如内镜下的血肿清除，脑室切开术，脑室腹腔分流术及腰椎穿刺引流术；但是这些方法均缺乏充分的研究证据。

尚有报道结合腰穿脑脊液置换法，获得相当的效果。

2. 手术时机

关于早期手术的时机目前尚未达成共识。相关临床研究报告从发病到手术的时间从 4 小时到 96 小时不等，从而使得比较不同的手术时机对预后的影响相当困难。日本开展的一项回顾性研究纳入了 100 例壳核出血且在发病 7 小时内手术（60 例发病后 3 小时内手术）的患者，结果表明临床预后优于预期。但是，后续的关于12小时内手术的效果的随机研究得出了截然相反的结论；关于发病后4小时内手术的小样本研究显示再出血的风险明显增高。发病后24、48、72、96小时内手术的相关研究均未显示可改善临床预后，除 STICH 关于皮质浅层出血的研究以及发病后12～72小时内微创技术治疗的皮质下出血的患者，正如上述。

【康复】

由于与缺血性脑血管病相比，脑出血发病率较低，且很多研究把蛛网膜下腔出血与脑出血合并起来研究，导致关于脑出血恢复的自然史及遗留残疾和功能恢复的预后的结论难以分析。另一重大问题在于康复研究中所采用的预后评估方法敏感度太差，以至于难以发现组间的差别；尽管如此，依然有证据表明脑出血患者恢复较缺血性脑血管病更快，更好。

总体来看，恢复在前几周较快，但是可能持续数月时间，几乎一半存活的患者需要其他人的辅助来完成日常活动；但是，不同的患者恢复的速度和程度不同，没有绝对的关于何时恢复过程停止的规律；认知、心情、社会支持都会影响恢复，且难以区分内在的恢复和适应性恢复；一个简单的预后评分系统纳入了年龄、脑出血体积和部位、入院时意识水平、脑出血前认知损害等因素来预测发病后90天的自立能力；考虑到脑出血常位于脑叶，多并发脑室内扩展，一些具有特定认知缺陷或延迟恢复与血肿体积不成比例的患者可能需要专门的康复治疗。

近年来中风康复服务已经引起了广泛关注，一方面是患者追求最优恢复的需要，另一方面也是昂贵的医疗服务向政府财政施压的结果。目前的证据充分证明：与传统的非专门的中风病房相比，合理组织的、多方面的住院病人（中风单元）照顾明显改善生存、康复和家庭生活能力；并努力试图把这种服务模式延续到社区。简而言之，早期院外医疗支持和家庭为基础的康复项目已被证实具有良好的成本效益，而且对于病情稳定的患者，以家庭为基础的康复可以取得与传统的院外康复训练相当的效果。这些项目的成功有赖于训练有素的康复服务提供者的支持。但是，在任何地区构建这样的中风康复服务项目都需要相应的资源和财政支持，康复服务的应该包括以下重要环节：患者的教育，服务提供者的培训，并考虑中风的预防和达到康复目标的方法；康复项目应该考虑患者生活方式的改变、压抑，以及服务提供者的负担。

考虑到发生残疾的严重性和复杂性，所有的脑出血患者都应当接受多方面的康复训练。如果可能的话，康复应该尽早开始并于出院后在社区继续进行，并形成良好协作的项目以实现早期出院和以家庭为基础的康复来促进功能恢复。

【预后】

大量观察性研究和流行病学研究报告了许多对急性脑出血的预后具有预测作用的因素，建立了不少临床预后和死亡率的预测模型。通常认为脑出血预后的影响因素有下列几方面：

（一）脑出血量

血肿急速增大的患者，其预后极差，死亡率为 25%～100%。脑内出血量是决定脑出血预后的重要因素，据此可有效进行预测脑出血 30 天的死亡率。我们总结了自发性脑出血患者的病历和 CT，通过一元和多元回归分析，确定了对脑出血 30 天死亡率进行预测的独立因素。188 例自发性脑出血中 30 天死亡率为 44%，其中有一半死亡发生在发病的 2 天内。在一元逻辑回归分析中脑出血量（$P<0.001$）、脑室内出血量（$P<0.001$）和首次 GCS（$P<0.001$）是预测 30 天死亡率的重要因素，而年龄、性别、种族、收缩压、出血部位则无关。病人 30 天死亡率的预测在初次 CT 实质性出血量 $\geq 60cm^3$、GCS ≤ 8 的为 91%，出血量 $\leq 30cm^3$、GCS ≥ 9 的病人的死亡率预测为 19%。

（二）血压

壳核与丘脑出血者，死亡者的血压高［平均动脉压（125 ± 22.5）mmHg 左右］，且明显高于同类血肿存活者（$P<0.01$）。脑出血发病当天的 MAP 对预测存活 28 天最重要，MAP 与高血压和年龄相关，MAP 越高（$>145mmHg$），28 天存活率越低。

（三）血脂

高胆固醇血症者死亡率低，低胆固醇血症者死亡率高。

（四）血糖

脑出血后有应激性高血糖者预后不好。但因胰岛素降糖而引发低血糖者同样预后不好，因此应经常监测血糖，维持血糖在正常水平。

（五）眼底出血

提示有急剧且严重的颅内压增高，为预后不良的征兆。

（六）再出血

再出血是影响远期预后的重要因素。高血压性脑出血的再出血频度为 2%～10%，以丘脑发生再次出血较多。距首次出血 2 个月～15 年，5 年内占 60.9%。较好地控制了血压，也可发生再出血，为其他部位残留的微小动脉瘤破裂所致。3 年后发生再出血，与血压控制不良有关。波动性高血压是引起再出血的一个重要因素。所谓波动性高血压即 1 日 24 小时内血压变动波幅达 40～50mmHg，或收缩压以 160mmHg 为中心，在 40mmHg 范围内变化。因血压急剧上升时脑血流急骤增加，导致脑血管破裂出血。通过调查复发性脑出血的多种因素的回归分析，发现脑叶出血相关性大，危险比为 3.6%（P<0.02），脑叶出血易发生再出血的原因是高血压和脑淀粉样血管变性。

（七）其他

影响预后的因素还包括：GCS 或 NIHSS 评分，年龄，出血部位，是否合并 IVH 及 IVH 的量等。但是没有研究考虑医疗限制如不复苏（do not resuscitate，DNR）或放弃技术支持。

大部分死于脑出血的患者在入院后急性期被推测到比较差的临床预后之后提出 DNR 或放弃支持。一些研究已经表明：入院当天撤销药物支持和其他医疗照顾，如 DNR，是独立的预后因素。有可能目前的预测模型以及其他预后预测方法存在没有考虑医疗照顾限制导致的偏倚，这一点已经引起人们的注意，即医生对于基于不完善的预测模型得出预后较差结论的患者，限制医疗服务，从而使得本可获得更好的临床预后的严重脑出血患者，早期不能得到积极的治疗。

尽管 DNR 意味着心脏骤停时可不行心肺复苏，事实上，早期 DNR 意味着患者早期积极治疗的缺失，从而提示脑出血患者急性期院内积极治疗是决定患者临床预后的重要因素，不管患者的个体特征如何。

尽管早期的预后预测可能是患者、医生和家庭所需要的，但是预测的可靠性仍然可疑。考虑到这种不可靠性以及对于早期识别较差的临床预后的必要性，更多的精力应该被集中在脑出血早期预后预测方面，尤其在以撤销支持和 DNR 为目的时。因此，建议对所有脑出血患者进行早期积极治疗。脑出血发生后的前几天不建议撤销支持或 DNR，最早从第二天开始 DNR 可能是正确的。

第二节　壳核出血

壳核出血是最常见的脑出血类型，约占脑出血的 60%。由于壳核出血常损害内囊，临床上又称为内囊出血。

【病因病理】

高血压动脉硬化是壳核出血最常见的病因，70%～80% 病例有高血压病史。其他原因有脑动脉瘤、动静脉畸形、脑瘤和凝血障碍等。脑出血好发于壳核，与豆纹动脉的外侧支易于破裂有关。豆纹动脉外侧支共 3～6 条，自大脑中动脉主干发出，入脑后先向外侧斜行上升，绕过和穿过壳核，然后转向内侧，穿过内囊达尾状核体部。豆纹动脉从大脑中动脉几成 150° 角发出，而大脑中动脉又是颈内动脉的直接延续，相距很近，故其管腔内压与颈内动脉内压相近，血流量亦大，常超过大脑前动脉、后动脉血流量总和，豆纹动脉分支处环状狭窄，在高血压时，该处承受压力较大，动脉硬化性改变亦较他处显著，故血压升高时易于破裂。因该动脉最易破裂，又称之为出血动脉。壳核出血常侵入内囊、丘脑，并可破入侧脑室而使血液流入脑室系统和蛛网膜下腔。壳核出血虽距大脑外侧裂很近，但因外侧有坚实的 U 形纤维，因穿破岛叶而进入蛛网膜下腔者不多见。

根据血肿部位和是否破入脑室将壳核出血分为壳核局限型、壳核内囊型和壳核脑室型 3 种类型。CT 问世之后，各国学者多采用这种分型方法，因 CT 所显的血肿与病理所见一致。

（一）壳核局限型

是指血肿局限于壳核范围或外囊附近，血肿量一般不大于 10mL。

（二）壳核内侧型

是指血液向上、向下、向前、向后扩展而累及内囊，以向上后方扩展而累及内囊后肢最多见。血肿量一般为 10～30mL，临床上表现为典型的内囊型偏瘫。部分病例血肿虽然较大，但因扩展到额叶、颞叶、顶叶甚至枕叶的白质，常不累及内囊后肢，不产生典型内囊型偏瘫。

（三）壳核脑室型

是指血肿较大，已经通过内囊后肢破入侧脑室体部和三角部，血肿量往往大于 30mL，甚至超过 60mL。如果血肿向前方扩展，可经前角破入侧脑室，这种病人内囊型偏瘫也不典型。

【临床表现】

壳核出血的临床表现除具有脑出血的一般症状外。病灶对侧常出现"三偏综合征"，即偏瘫、偏身感觉障碍与偏盲。临床上由于出血所累及的范围不同，"三偏"可不完全，即常见的是偏瘫及偏身感觉障碍。

（一）偏瘫

即出血灶的对侧出现明显的中枢性偏瘫。瘫痪侧鼻唇沟变浅，口角无力下垂，呼气时从口角漏气。伸舌偏向瘫痪侧，患侧上下肢有明显的瘫痪症状。轻者肌张力较高，瘫痪程度较轻，对压眶或疼痛刺激可见瘫痪肢体有运动反应。重者患肢瘫痪较重或完全瘫痪，偏瘫呈弛缓性，反射消失，甚至病理反射也引不出。经数天或数周后，瘫痪侧肢体肌张力逐渐增高，瘫痪由弛缓性转为痉挛性，腱反射亢进，出现踝阵挛，病理反射阳性；呈典型的中枢性偏瘫，上肢屈曲内收，下肢伸直。昏迷较深者常因四肢肌张力降低处于弛缓状态而掩盖了偏瘫体征。如详细检查尚可检出有定位意义的偏瘫体征：瘫侧足外展位；如重度疼痛刺激其肢体或用力压眶时，非瘫痪的肢体常可见运动；或将其双上肢举起，然后放手让其自然落下时，可见瘫肢下落较健肢迅速；或将其双上肢旋后时，瘫肢比健肢较快地恢复至旋前位。

（二）偏身感觉障碍

即出血灶的对侧半身（包括头面部在内）深浅感觉均减退或消失。针刺病灶对侧肢体或面部时可见其并无反应。偏身感觉障碍一般比偏瘫少见，程度也轻。

（三）偏盲

在患者意识状态能配合检查时，还可发现病灶对侧同向偏盲，主要是经过内囊的视放射受累所致。

此外，如出血在优势半球常有失语症，但在昏迷时常被掩盖不易发现，当意识转清后常可发现各种类型不同程度的失语症状。约有半数以上的患者有"凝视病灶"的现象，即意识障碍时患者的头颈歪向出血侧，两眼同向出血一侧凝视。这种核上性侧视瘫痪常是暂时性的，随患者的意识转清可迅速恢复。但如令患者向出血灶对侧凝视时，其双眼仍然无力或缓慢向对侧移动。部分患者因核上性凝视中枢受病灶的刺激，头眼向瘫痪侧凝视，这常是初期的暂时性体征，随病情的发展很快过渡到向出血侧凝视。有不少患者在昏迷状态下，健侧肢体尤其是上肢无目的的乱动或不规则的舞动，甚或偏瘫肢体在不全昏迷或意识转清的过程中亦可见这种乱动现象，这是由于大脑皮质损害或壳核与尾状核及丘脑的正常功能受损所产生的不自主运动。个别可有癫痫发作。

壳核出血多在活动时或情绪激动时突然感到头痛或头部不适，继而出现口角歪斜、半身肢体活动不灵和感觉障碍，伴有意识不清。意识障碍的程度与出血量多少、出血部位、脑干受压与脑水肿有关。出血量大时即刻昏迷，甚至死亡。轻型壳核出血的意识障碍、感觉和运动障碍均轻微，可表现为突发的纯运动性偏瘫、纯感觉性卒中、可逆性缺血发作症候群，甚至有的病例完全无局灶定位体征。重型壳核出血病情严重，出血多破入脑室，死亡率高。临床特点是发病急骤、病情凶险、迅速出现昏迷，面部潮红、大汗淋漓、鼾声呼吸、频繁呕吐、血压升高。呕吐咖啡样液体，血糖升高，体温调节障碍。若出现病灶侧瞳孔散大常是脑疝（天幕疝）的表现。出血继续进展则昏迷加深，出现眼球浮动或分离性斜视、双侧肢体瘫痪或去大脑强直。进而脑干受压加重，出现呼吸节律性异常及血压波动，继而瞳孔散大，最后呼吸循环衰竭而死亡。

【辅助检查】

血性脑脊液发生率为 56.2%，较其他各型脑出血为低。头颅 CT 扫描可以清晰地显示出血的部位、血肿的大小及破入脑室的情况。脑血管造影有助于明确查明出血原因。

【诊断】

典型病例多在 50 岁以上，有高血压动脉硬化病史，情绪激动或活动中发病，进展迅速，有不同程度的意识障碍及头痛、呕吐等颅内压升高症状，出现"三偏综合征"及其他脑部定位体征，诊断不难。小量壳核出血与脑梗死相似；壳核出血与出现明显颅内压升高的重症脑梗死不易鉴别。CT 有助于明确诊断。脑血管造影适用于寻找非高血压出血病因，如脑血管畸形、脑动脉瘤等。

根据临床表现和血肿发展方向不同%将壳核出血分为 3 型：①外侧型：主要波及外囊、屏状核等。由于不波及内囊，临床上无明显的偏瘫、头痛、呕吐和意识障碍等症状。当外侧型出血量较大时，可波及额叶、顶叶及颞叶，则表现为脑叶出血的征象。②内侧型：常波及内囊，出现典型的"三偏综合征"，常有意识障碍，严重者可出现脑疝。③混合型：外侧型向内扩散与内侧型向外扩散所致，波及范围较广，血肿较大。此型病情严重，多属重型壳核出血。

【治疗】

壳核出血的治疗原则是保持安静，防止继续出血；积极抗脑水肿，减低颅内压；调整血压，改善循环；加强护理，防止并发症。手术治疗清除血肿，可降低颅内压，使受压而未破坏的神经元恢复功能，对某些危重患者，不但可以挽救生命，而且可以提高生存质量。一般认为年龄不太大，生命体征平稳，心肾功能无明显障碍。血压 < 200/120mmHg，并符合以下情况可作为手术适应证：①血肿>50mL；②颅内压明显升高有可能形成脑疝者；③血液大量破入脑室者，可行颅骨钻孔，脑室外引流加腰穿放液治疗。恢复期康复治疗宜尽早进行。

临床神经功能缺陷程度评分（Brunnstrom 法）在Ⅲ～Ⅳ级的重型壳核出血者，直接手术的病死率低；而Ⅱ～Ⅲ级的轻至中度壳核出血，内科治疗可获得较好的生命质量。Kanaya 等对 2561 例直接手术和 811 例血肿穿刺引流术进行比较，发现立体定向穿刺引流，轻度壳核出血的病死率低，Ⅰ～Ⅲ级者功能恢复好，Ⅳ级患者的直接手术比立体定向穿刺引流的预后较优。

【预后】

壳核出血如局限在壳核而未损及内囊及其后肢者，症状较轻，偏瘫亦较轻，预后较好。病情稳定、偏瘫不完全者多可有好转；发病后很快出现弛缓性完全偏瘫者，一般功能恢复不良；起病后很快出现昏迷，脑水肿明显使脑干受压或出现脑疝者预后很差。一般而言，壳核出血引起的偏瘫比脑梗死所致者恢复较满意。

第三节 丘脑出血

丘脑出血过去认为占高血压脑出血的 10%～15%。自从头颅 CT 扫描广泛应用于临床以后，检出率增高，约占脑出血的 20%～25%。在各类脑出血中，其发病率仅次于壳核出血。

【病因病理】

丘脑出血的病因与壳核出血的病因类似，高血压动脉硬化是丘脑出血的最常见原因。丘脑出血根据出血部位可分为 3 型：①丘脑内侧核出血，为来自大脑后动脉的后丘脑穿通动脉破裂所致；②丘脑外侧核出血；③全丘脑出血。后两型均系大脑后动脉的丘脑膝状体动脉破裂引起。丘脑内侧核出血易破入第三脑室，向丘脑下部和中脑延伸，或发展成全丘脑出血。丘脑外侧核出血往往向外波及豆状核和内囊后肢，尤其是向内囊之上、下发展，沿内囊在尾状核底部之间向侧脑室三角区穿破。根据出血扩展方向和出血量的多少分成 3 型：

①丘脑局限型：血肿限于丘脑本身，血肿量一般小于 5mL。部分患者可扩展至内囊或前肢，血肿量往往超过 15mL。这些病人多引起典型的内囊型偏瘫。②丘脑内囊型：血肿扩展至内囊后肢，血肿量为 5～15mL。③丘脑脑室型：血肿从第三脑室侧壁或侧脑室下方破入脑室系统。

【临床表现】

多见于 50 岁以上患有高血压动脉硬化的老年人，发病形式有两种：一种发展较快，发病半小时内出现偏瘫；另一种发展较慢，先有头痛、呕吐、头晕、麻木等前驱症状，再逐渐出现偏瘫，最后多发展为昏迷。几乎都有眼球运动障碍，如下视瘫痪、瞳孔缩小等。小量而局限性出血，意识障碍较轻，预后较好。临床上常有丘脑症候群，即病灶对侧躯干及肢体深浅感觉障碍较重，且多有主观感觉异常或自发痛（丘脑痛），少数人还可能有丘脑手或多动，只有波及内囊者才有偏瘫，一般为轻偏瘫，而以感觉障碍较重为特点。在优势半球可有严重语言障碍，包括语调低沉，语言缓慢，讲话不流畅，还可以出现错语、重复言语等。精神症状也可见于丘脑出血，主要表现为情感淡漠，还有欣快感和视听幻觉等。此外，还可出现定向、计算和记忆功能减退。丘脑出血常出现自主神经功能紊乱，如胃肠道出血、心律失常和呼吸障碍等，还可引起严重的尿频、尿急或尿失禁，而大便失禁相对少见。常可见睡眠障碍，表现为嗜睡、睡眠周期紊乱及睡眠减少。

丘脑出血的临床表现与出血的部位有密切关系。

（一）丘脑后外侧部出血

主要表现为丘脑综合征：①偏身感觉异常，即对侧偏身深浅感觉消失或减退，丘脑性自发性疼痛、感觉过度；三者兼备则为典型的 Dejevine-Roussy 综合征。②分离性轻偏瘫，系丘脑性不全瘫，特征为下肢重于上肢，上肢近端重于远端。③肌张力低与感觉共济失调，系丘脑外侧内囊后肢的锥体束、齿状核-红核-丘脑-皮质径路受累所致。④少数有眼位异常，如双眼向病灶侧注视等，累及内囊后肢可见对侧同向偏盲。

（二）丘脑前内侧部出血

主要表现：①精神障碍，系丘脑前内侧核受累所致。表现为遗忘，主动性缺失，精神错乱，典型者呈 Korsakoff 综合征。丘脑前核是边缘系统 Papez 环路的重要环节，丘脑内侧核是 Livangston 环路的重要环节，故受损后有精神症状。②尿便障碍，系丘脑-下丘脑联系纤维中断之故。③少数小血肿直接破入第三脑室，可主要出现脑膜刺激征。

（三）全丘脑出血

症状严重，其意识障碍也严重，可出现四肢瘫痪、抽搐、去脑强直发作、眼位异常、瞳孔大小不等、呕吐、脑膜刺激征阳性及高热等症状和体征。

（四）左侧丘脑出血

有 3 种基本特征：①感觉障碍重于运动障碍。②眼部障碍，如注视不能，瞳孔缩小，光反应迟钝或消失。③丘脑性失语，属皮质下失语，丘脑参与语言程序的编制、发动与修正过程，左丘脑腹后核受损后可致语言缓慢，重复性语言及语义性错语，发音含糊，复述较差，但朗读、认读可正常，无命名性失语。丘脑出血引起语言障碍可达40%，已引起人们的重视。

（五）右侧丘脑出血

临床表现主要是：①结构性失用：患者对形状、体积、长度、重量等产生错觉。②偏身体像障碍：表现为病觉缺失和自体认识不能。③偏身忽视症：乃右侧丘脑至皮质的传入纤维断裂所致。右半球对注意力起主导作用，受损后可见运动性忽视，左侧视、听、皮肤觉忽略。

虽然丘脑出血有特殊的症状与体征，但往往不够典型，又变化多样，易被忽

视，给临床诊断带来困难。Fisher（1959）提出丘脑出血有三大征象：①Parinaud
综合征，即垂直注视瘫痪，主要是上视不能，瞳孔缩小，对光反射迟钝或消失；
②感觉运动障碍，感觉重于运动；③意识障碍：通常是大量出血继发严重脑干功
能障碍。垂直注视瘫痪是丘脑出血损及丘脑内侧部、后连合和丘脑下部，双侧内
侧纵束间质核头部或一侧后连合核受损所致。此外可见：①眼球浮动；②霍纳综
合征；③眼球向病灶侧凝视；④同向偏盲；⑤丘脑出血破入第三脑室，双眼可向
瘫痪侧凝视，瞳孔缩小，光反射消失，双侧瞳孔不等大；⑥血肿压迫第三脑室；
累及丘脑下部或脑干，可出现高热、脉搏增加及血压升高等生命体征改变，并有
应激性溃疡、针尖样瞳孔，常提示预后不良；⑦偏身舞蹈样不自主运动、小脑性
共济失调和意向性肢体震颤等。

【辅助检查】

脑 CT 扫描可以发现丘脑出血的部位、范围以及破入脑室情况。脑脊液压力
常升高，多为血性。

【诊断】

患者多在 50 岁以上，有高血压动脉硬化病史，活动或情绪激动时发病，起
病多急性、进行性进展。多有意识障碍和特征性眼症状，感觉障碍重于运动障
碍，可考虑诊断丘脑出血。重症丘脑出血，极少出现丘脑症候群，绝大多数有意
识障碍和偏瘫，有时与重症壳核出血难以区别，但其某些眼部体征可为丘脑出血
提供证据，如①眼球垂直运动不能，两眼向下内侧凝视；②血液破入第三脑室时
两眼向瘫痪侧凝视；③上视瘫痪为出血波及顶盖前区，还可早期出现视盘水肿、
瞳孔缩小及反应迟钝。除重症丘脑出血外，还有不少出血局限于丘脑部位，血肿
较小的轻型丘脑出血，临床上表现轻微，可为纯感觉性卒中，有时不易与 TIA 及
缺血性卒中相鉴别。头颅 CT 扫描有助于及时精确的诊断，以及治疗方法的选择。
脑血管造影有助于病因诊断。

【治疗】

丘脑出血除一般内科治疗外，一般认为年龄不太大，生命体征平稳，心肾功能无明显障碍。血压<200/120mmHg，并符合以下情况可作为手术适应证：①血肿>10mL，病情继续恶化者；②丘脑内侧出血血液大量破入脑室者，可行颅骨钻孔，脑室外引流加腰穿放液治疗。恢复期的康复治疗原则上尽早进行。

【预后】

丘脑出血的预后与以下因素有关：①意识改变：意识障碍轻比意识障碍重预后好。②血肿部位：丘脑外侧核型预后好，全丘脑型预后差。③锥体束征：双侧出现锥体束征比单侧锥体束征阳性预后差。④血肿大小：血肿大于3.3cm者绝大部分死亡，血肿量在10mL以上者预后差。大血肿破入脑室者可比较小血肿不破入脑室者预后好。⑤脑室扩大预后差，反之预后好。重型丘脑出血如不死于出血本身，常合并肺部、泌尿道感染、脑疝形成、继发性脑干出血以及脑室出血，导致呼吸循环衰竭而死亡。总病死率约为50%。

第四节 尾状核出血

尾状核出血占脑出血的7%～10%，仅比小触出血略少。在CT技术广泛应用于临床以前，尾状核出血的报道甚少。由于尾状核头部与侧脑室相连接的面积较大，此处出血很容易破入侧脑室内，而对内囊区的锥体束与感觉传导束影响不大，除引起脑膜刺激征与血性脑脊液外，几乎不出现神经定位体征。这种小量的继发性脑室出血在CT问世之前极易被误认为原发性蛛网膜下腔出血，即使做血管造影与前尾状核静脉显影，亦难以显示尾状核头部的出血灶，所以只.能靠剖检做出病理诊断。以前尾状核出血被归结到原发性脑室出血或基底节和内囊出血中，并未单独分类。自CT技术广泛应用于临床以来，使尾状核出血的诊断简便、迅速、可靠，加深了对本病的临床特点、治疗和预后的认识。

【病因病理】

尾状核出血的主要病因是高血压动脉硬化，其他原因依次为先天性动脉瘤、脑血管畸形、原发性或转移性脑瘤、动脉炎、血液病等。大片出血形成血肿压迫邻近脑室或破入脑室和内囊，周围脑组织受压，引起脑水肿及脑梗死。尾状核出血破入脑室者，此时血液经脑室系统流入蛛网膜下腔。血肿局限于尾状核内仅穿破脑室为轻型；血肿以尾状核为中心，破入脑室并侵及内囊、丘脑、壳核、苍白球或额叶等处，脑内血肿及脑室内积血总量<35mL多为中型；出血量>35mL，出现昏迷、脑疝为重型。

【临床表现】

尾状核出血的临床表现复杂多样程度轻重不一，缺乏特殊症状和体征，概括如下：起病急骤，头痛、恶心、呕吐为首发症状，表现为颈项强直、凯尔尼格征及布鲁津斯基征阳性。脑膜刺激征的发生主要与尾状核头部血肿破入脑室有关，故本病易与原发性脑室出血及蛛网膜下腔出血相混淆。部分患者可有不同程度的意识障碍，如表现为昏迷、意识模糊、昏睡等。一般发病后数小时内急性神经功能缺失达高峰。尾状核出血的肢体瘫痪一般并不严重，约50%的患者可有双侧或单侧的病理反射，部分患者可出现原始反射如吸吮发射等。40%～50%的患者出现病灶对侧偏身麻木和痛觉迟钝，部分患者复合感觉如形体觉、定位觉、两点辨别觉消失，个别患者出现触觉丧失。尾状核出血在优势半球，可导致失语，而非优势半球的尾状核出血可引起运用不能、病觉缺失和触觉忽略。有的患者可见眼球水平性凝视瘫痪或垂直性眼球运动障碍。部分患者可有痴呆、智能障碍、时间地点人物定向力下降，甚至出现错构虚构及行为障碍、幻听幻视等精神改变。尾状核出血的病人80%可有锥体外系症状，表现为病灶对侧的肌张力下降、腱反射减弱、偏侧舞蹈症、不自主运动、手足徐动症，并可出现共济失调步态。个别病人还可有自主神经症状，表现为同侧交感神经功能异常，如Homer综合征。尾状核小量出血可无局灶定位体征，仅有脑膜刺激征。

【辅助检查】

腰穿可有脑脊液压力增高，呈均匀血性。CT 表现为尾状核头、体、尾区出现高密度影，周围可有水肿带。主要可有局限于尾状核头部的高密度；出血可破入脑室，合并侧脑室扩张，或延伸入额叶；或出血流入蛛网膜下腔。出血量大时，很难区分出血位置。

【诊断】

多见于 50 岁以上的高血压动脉硬化患者，常急性发病，脑膜刺激征明显，可有意识障碍，仔细检查可发现脑部定位症状。脑脊液均匀血性。CT 不仅可确诊尾状核出血，还可对出血量和破入脑室情况做出准确的判定，应尽早进行。结合临床表现、CT 及其他辅助检查如脑血管造影，尽可能做出病因诊断。本病应与以下疾病相鉴别。

（一）蛛网膜下腔出血

蛛网膜下腔出血者多为中青年人，既往无高血压病史，常有明显的脑膜刺激征，很少出现脑部定位体征。尾状核出血常破入脑室和蛛网膜下腔而出现脑膜刺激征，临床上容易混淆。但蛛网膜下腔出血先出现脑膜刺激征，后出现脑部定位体征，而尾状核出血定位体征出现于脑膜刺激征之前。临床上应用 CT 和脑血管造影以来，二者的鉴别已很容易。

（二）原发性脑室出血

尾状核出血极易破入侧脑室内，且很少出现定位体征，易与原发性脑室出血相混淆。但尾状核出血一般无意识障碍或短暂性意识障碍，出血不仅见于脑室还见于脑实质，预后较好。而原发性脑室出血临床症状严重，意识障碍深而持久，出血仅见于脑室系统，预后较差。

【治疗】

尾状核出血的治疗除一般内科治疗外，血液大量破入脑室，可考虑颅骨钻孔行脑室外引流加腰穿放液治疗。脑动脉瘤破裂、肿瘤引起的尾状核出血应尽早手术。动静脉畸形者可择期手术治疗。

【预后】

本型预后较好,约 2/3 可以恢复,1/3 有不同程度的后遗症。病死率较其他部位脑出血低,死亡病例一般迁延较长,多合并肺炎、消化道出血、脑疝而致死。

第五节　脑叶出血

脑叶出血又称皮质下白质出血,发生于额、颞、顶、枕各叶,是皮质下动脉破裂所致。CT 未应用于临床以前难以诊断,应用 CT 以后国内已有不少报道。脑叶出血占脑出血的 13%~18%,尤易见于中青年患者。

【病因病理】

动静脉畸形破裂是中青年脑叶出血最常见的病因。老年人脑叶出血多由高血压动脉硬化引起,我们报道经 CT 证实的脑叶出血,过半数病例的主要原因是高血压脑动脉硬化。其他病因有动脉瘤、隐匿性血管畸形、脑瘤内出血、大脑淀粉样血管病、凝血障碍、脑底异常血管网病、颅内感染等。脑叶出血以非高血压病因为多见。

脑叶出血好发于顶叶、颞叶和枕叶即大脑后半部。国内报道以顶颞出血最多见,我院的病例则是顶额叶出血占多数。左、右侧无明显差别。血肿常侵犯 2~3 个脑叶,也可两侧同时发生,亦可合并基底节区出血。多叶出血的平均出血量明显多于单个脑叶出血。大脑外侧裂区域的血管破裂易形成大的血肿。这可能与侧裂动脉直接接受大脑中动脉的血液,其血流量比大脑前动脉或大脑后动脉血流量大有关。

【临床表现】

脑叶出血的临床表现多种多样，程度轻重不等，主要取决于出血的部位和血肿的大小。小量出血似脑梗死，出血破入蛛网膜下腔者易与蛛网膜下腔出血混淆。脑叶出血绝大多数呈急性起病，多先有头痛、呕吐。其特征为：①意识障碍少见而轻微，昏迷者仅占3.1%。②偏瘫与同向凝视瘫痪较少，程度较轻。脑叶出血中偏瘫者占62.5%（基底节出血者则为98.1%），同向凝视瘫痪占18.7%（基底节出血者达60.1%），此乃脑叶出血不像基底节出血那样累及内囊的结果。③脑膜刺激征多见。脑叶出血者头痛、呕吐、颈强、凯尔尼格征及布鲁津斯基征阳性者占53.1%，而基底节出血者仅21.9%。④血肿常同时侵犯2～3个脑叶，因此临床症状常为各脑叶病损的综合表现。

额叶出血以剧烈头痛、呕吐、抽搐、尿失禁、轻偏瘫及精神症状（包括欣快、情感淡漠、行为障碍、智力障碍和幻觉）为主要表现。顶叶血肿主要是轻偏瘫（面、上肢瘫痪轻或无，下肢瘫痪重）、偏身感觉障碍、失用及格斯特曼（Gerstmann）综合征。颞叶以偏瘫（上肢、面部重于下肢）、偏身感觉障碍、感觉性和健忘性失语为基本表现。枕叶出血以一过性黑矇或皮质盲为主。额顶叶出血主要有偏瘫、偏身感觉障碍、抽搐及混合性失语等。

【辅助检查】

脑脊液压力增高，常为血性。CT扫描可见血肿多呈圆形或不规则形高密度区，血肿周围为低密度水肿带围绕，可有脑室、脑池、脑沟受压和中线结构移位等占位表现，血肿常破入蛛网膜下腔。

【诊断】

多见于中青年人，活动或情绪激动时发病，脑膜刺激征明显，血性脑脊液（小量出血可无血性脑脊液），仔细检查可有脑部定位体征，确诊常需CT扫描。病因诊断仍需要依靠脑血管造影来确定。

临床上部分病人缺乏神经系统定位体征，仅有头痛、呕吐、脑膜刺激征和血性脑脊液，需与蛛网膜下腔出血鉴别，仔细检查可发现一些与脑叶病变相应的体征，如偏盲或象限盲、各种类型不全失语、精神异常、摸索或强握等。病人出现意识障碍、失语、抽搐、偏身运动及感觉障碍，应注意与壳核出血相鉴别。

【治疗】

脑叶出血绝大多数内科治疗有效。若病因已确诊为动脉瘤、动静脉畸形、脑瘤出血时应手术治疗。脑动脉瘤出血应争取早期手术，以免复发延误了治疗时机。动静脉畸形复发出血的机会小，手术可适当延迟。肿瘤引起的脑叶出血，一旦确诊应争取早日手术治疗。内科治疗症状持续加重或血肿较大（20～40mL）者宜手术治疗。对高龄的淀粉样血管病引起的脑叶出血，手术不易止血，且手术后复发率高，须极为慎重。

【预后】

脑叶出血的预后与出血量多少、是否并发脑疝及机体状态有关。总预后较其他类型出血好，病死率约为13%。非动脉硬化引起者易再发出血，再发出血死亡率极高。存活的脑叶出血病人中，一半以上可以恢复其功能，其余病人仅有轻度后遗症。

第六节　脑干出血

脑干出血约占脑出血的10%。脑桥出血是最常见的脑干出血类型，约占脑出血的6%。中脑出血和延髓出血少见。以往的传统观念认为脑干出血起病急骤、病情危重、突然意识丧失、四肢瘫痪、去脑强直、瞳孔针尖样缩小、有明显呼吸障碍及高热、呕吐咖啡样物质，病情进展迅速，多在1～2日内死亡。自CT问世以来，脑干出血可在发病后迅速确诊，因而不论在临床、病理及诊治方面都有了新的认识，尤其是在其临床表现和估计预后方面。

【病因病理】

原发性脑干出血多由高血压动脉硬化引起。脑桥中线旁出血是由于旁中央动脉破裂，该支由基底动脉主干发出后突然变细，流向与主干相反，易受血压波动影响而破裂，又称为脑桥出血动脉。血肿多位于基底部与被盖部交界处。脑桥较外侧的出血由短旋动脉破裂所致；脑桥背外侧裂出血由长旋动脉破裂引起。血肿可上侵及中脑，或向后破入第四脑室，从斜坡破入蛛网膜下腔者很少，向下侵入延髓者罕见。我院20世纪80年代初报道尸检为脑桥出血4例，均有明确的高血压动脉硬化，其中1例血肿处有微动脉瘤；出血扩展至中脑2例、延髓1例；血肿破入脑室2例、蛛网膜下腔1例。中脑出血多由于大脑脚内侧的动眼动脉起始部的微动脉瘤破裂出血所致，血肿开始位于中脑尾端接近中线部分，常很快扩展至对侧。若动眼动脉终末分支的破裂则引起小灶性中脑出血。继发性脑干出血多发生于中脑及脑桥上段，其产生途径如下：①大脑半球深部血肿直接经丘脑底部破入脑干。②大脑半球深部血肿顺着内囊纤维束的间隙下达大脑脚。③丘脑血肿破入第三脑室，使中脑导水管突然极度扩张及积血，血液随即渗透至中脑导水管周围组织中。④小脑幕上出血引起中脑及上段脑桥点片状出血，这是继发性脑干出血最常见者。是由于颅内压增高，小静脉扩张、瘀血，静脉壁缺氧，红细胞及血浆渗出，成为中脑及脑桥上段的多发性病灶，脑干明显水肿。近来更强调出血来源于动脉，认为急速颅内压增高时造成中脑与脑桥扭曲，脑干背部向下移位，使基底动脉的穿通支拉长与撕裂，产生该动脉的末梢部分出血。

继发性脑干出血的发生与小脑幕上压力增高的速度，病变的部位、大小、性质都有关系。因大脑半球深部出血而继发脑干出血者约占50%。

【临床表现】

依据出血部位和范围，可有各种临床综合征。

（一）原发性中脑出血

原发性中脑出血不很常见。多突然发病，昏迷或晕倒，双侧锥体束征，四肢瘫痪，一侧或双侧眼肌瘫痪，瞳孔散大，光反射减弱或消失，去脑强直，急性颅内压增高，呼吸障碍，终因脑干功能衰竭而死。可分为两种类型：

1. 一侧中脑出血

多表现为 Weber 综合征：即病灶同侧的动眼神经瘫痪（上睑下垂，瞳孔散大，眼球向内、上、下方运动障碍而处于外斜位），对侧中枢性偏瘫。

2. 双侧中脑出血

如一侧出血扩展至对侧，则出现双侧动眼神经瘫痪，双侧中枢性偏瘫，因导水管梗阻而有意识丧失和高颅压症状，常病情危重。

（二）原发性脑桥出血

脑桥出血的临床表现比较复杂，因脑桥中有向心、离心各种神经纤维通过，尚有某些脑神经核（如面神经核、展神经核、双眼侧视中枢）及其发出纤维的髓内段、内侧纵束及网状结构等，而出血的部位、大小及其周围水肿程度的差别，造成了脑桥出血临床表现的复杂化。

脑桥出血常突然起病，先有剧烈头痛、呕吐、头晕、复视、构音障碍、面部麻木、偏身麻木。意识于起病时可部分保留，常在数分钟内进入昏迷。出血量少时，患者意识可清楚，出现脑桥一侧受损体征，表现脑干损害典型的交叉性瘫痪，即出血侧面神经周围性瘫痪和对侧上下肢瘫痪，头和双眼转向非出血侧。此类脑桥出血者约占 1/5。脑桥出血常迅速波及对侧，出现双侧面部及肢体均瘫痪，患肢大多数呈弛缓性，少数为痉挛性或呈去脑强直，双侧病理反射阳性。临床上脑桥出血的眼部体征最多见，亦较复杂。双侧瞳孔极度缩小，这种针尖样瞳孔见于 1/3 的脑桥出血病人，为脑桥病变的特征性症状，系由于脑桥内交感神经纤维受损所致。尚可见核间性眼肌麻痹、一个半综合征、靠边眼（二眼外展位，但辐辏动作保存）、分离性斜视（患侧眼向内向下，健侧眼向外向上）。此外，尚可有霍纳征、眼球震颤、单眼外展不能、双眼部分垂直性注视障碍等。由于意识障碍，脑桥出血后的感觉障碍常被掩盖。意识清醒者可有偏身感觉障碍、单侧面部感觉障碍、味觉障碍等。脑桥出血常阻断丘脑下部对体温的正常调节，而使体温急剧上升，呈持续高温状态。由于脑干呼吸中枢受影响，常出现不规则呼吸，可于早期就出现呼吸困难。脑桥前部出血可呈现四肢瘫痪、言语不能，但可用眼球活动来表达信息，即闭锁综合征。脑桥出血后，如两侧瞳孔散大、对光反射消失、呼吸不规则、脉搏和血压失调、体温不断上升或不断下降则表示病情严重。但小量局限性一侧脑桥出血，临床表现颇似梗死，常需 CT 确诊。

（三）原发性延髓出血

原发性延髓出血很少见。临床上常急骤发病，突然昏迷和偏瘫而急死。若为小灶性出血，意识清楚时可出现延髓定位症状：如第 9、10、11、12 脑神经损害，对侧偏瘫，痛温觉障碍，声嘶，呛咳，噎食，呃逆，眩晕等。延髓出血较延髓梗死更易发生血压、呼吸、心脏等的明显变化和高颅压症状。延髓微小出血病例可在临床上未发现任何延髓受损征象。

（四）继发性脑干出血

继发性脑干出血的临床症状有：意识障碍出现早且重，是因为脑桥的上行性网状结构活化系统被破坏或受压，血压升高，体温升高或过低，各型呼吸异常，脉速，高热，呕吐，出汗紊乱，多数脑神经瘫痪，特殊眼球位置，瞳孔变化，去脑强直，肢体瘫痪，假性延髓瘫痪，上消化道出血，二便失去控制等。

【辅助检查】

CT 扫描尤其是螺旋 CT 可明确脑干出血的部位和范围。疑诊为脑干出血不宜行腰椎穿刺，否则易诱发或加重脑疝而导致病人死亡。

【诊断】

常见于 50 岁以上的老年人，多有高血压动脉硬化病史，活动或情绪激动时发病，起病突然，典型者呈交叉性瘫痪，常迅速进展为四肢瘫痪、深度昏迷。进展缓慢或出血量小时，临床表现与脑干梗死相似，常需 CT 确诊。

脑干血肿量在 1～16mL 之间，10mL 以上为巨大血肿。按血肿横径来分，小于 1cm 为小血肿，1～2cm 为中等血肿，大于 2cm 为大血肿。

【治疗】

脑干出血的治疗原则和一般出血性卒中相同，避免搬动，绝对卧床。脱水降颅压作用不大，关键在于维持气道通畅，保持氧供。昏迷病人应行气管插管或切开，人工控制呼吸。要注意血钾和心肾功能差的患者，可选用呋塞米静脉推注，同时进行预防感染、控制血压。有凝血障碍者可考虑用止血治疗。对呼吸不规则的病人，应给予呼吸兴奋剂，必要时行气管切开。由于脑干是生命中枢，手术危险性大，目前一般采用内科保守治疗。患者年龄小于 70 岁，生命体征平稳，心肾功能较好，血肿超过 5mL，脑干明显受压，临床症状加重者或血肿接近脑干表面，有破入脑室和蛛网膜下腔的危险，可急性手术。对于脑干部位的血管畸形和海绵状血管瘤引起的脑干出血择期施行显微神经外科手术，效果较好。

【预后】

原发性中脑出血常因脑干功能衰竭而死。而一侧小灶性出血，因锥体束损害很轻或不持久，或可迅速恢复，预后较好。原发性脑桥出血在 CT 问世之后发现，凡>10mL 的巨大脑桥血肿多迅速死亡；而<5mL 的局限性脑桥血肿病情不很严重，病人大多数存活。目前认为，原发性脑桥出血中轻型病例并不少见，血肿量<1mL 者可仅表现为腔隙综合征。总的预后并不比幕上脑出血差。出血量大时，可向中脑下部，甚至向丘脑部位发展，血液可破入第四脑室，并累及延髓，3/4 死于 24 小时内，1/4 可存活 2～10 日。因被盖部网状结构损害，病人迅速昏迷，四肢瘫痪，双瞳孔针尖样缩小，中枢性高热，呼吸不规则，血压不稳定，病情进行性恶化，终至死亡。原发性延髓出血常迅速死亡，延髓微出血预后较好。继发性脑干出血，国内报道，1/2 在 12 小时内死亡，74.4%在两天内死亡。

第七节　小脑出血

小脑出血是指出血原发于小脑而不包括外伤、肿瘤、感染、中毒等引起的出血，又称自发性小脑出血。自 1813 年 Sedillot 首次描述以来，已有近 200 年历史，1965 年 Fisher 详细报告了小脑出血的临床特点并提出了手术指征。在 20 世纪 50 年代至 70 年代的国外十多万例尸检报告中，显示小脑出血占脑内出血的 6.1%～10.1%。国内 1962～1979 年共报道脑出血 1006 例，其中尸检证实位于小脑者 29 例，约占 10.1%；此后郭玉璞（1980）和赵庆杰（1997）的脑出血临床病理研究显示，小脑出血占 4.6%～5%。自 CT 和 MRI 应用以来，小脑出血的确诊率得到了极大提高，近年国内外较大样本研究显示小脑出血占脑内出血的 5.86%～10%。

【病因病理】

小脑出血的病因以高血压动脉硬化最多见，占 50%～80%，40 岁以下者主要是小脑血管畸形，此外尚有动脉瘤。

中老年人非高血压性脑出血可能为淀粉样血管病引起，主要是脑叶出血，少数为小脑出血。其他少见的病因有血液病，使用抗血小板和抗凝剂。中国和印度的分子遗传学研究显示，血管紧张素转换酶的基因多态性与脑出血尤其是小脑出血发病有关联。

小脑出血多数发生在半球（51.4%～94.2%），蚓部次之（5.8%～28%），半球波及蚓部者较少（10%～26.4%），双侧半球同时出血罕见。半球出血大多数发生于齿状核区域，因为其主要供血的小脑上动脉易发生高血压性损害。有人研究齿状核的微血管构筑发现：①由三对小脑（上、下前、下后）动脉的较大分支发出的齿状核动脉穿经皮质时几无分支，达齿状核附近，动脉分支突然增多，且有的动脉末端同时发出许多分支；②许多齿状核动脉的 2～3 级分支自其上一级血管发出后，口径大大变细，且有的以直角发出；③齿状核附近髓质内存在大量螺旋动脉。这些特点可能导致齿状核及其附近血管的阻力及血流动力学变化，在分支处产生湍流或涡流，对血管内皮切应力加大，当有一定诱因时，此部位血管易破裂出血。供应小脑的 3 支动脉尚有分支供应脑干，因此，有 25% 的小脑出血合并大脑脚或脑桥出血。

血肿的直径不等，可小至 0.5cm，大者达 5～6cm，但以 2～3.5cm 居多，直径在 2cm 以上者称之为大块出血。新鲜出血周围脑组织肿胀，慢性者可形成囊腔。小的血肿仅局限于小脑实质内，大块血肿向前可破入第四脑室和脑干，积血量大时可逆行上升进入第三脑室、侧脑室，甚至形成全脑室系统铸型。血肿向后可破入后颅窝致蛛网膜下腔出血。血肿压迫第四脑室、中脑水管以及脑室积血的阻塞，可造成阻塞性脑积水。小脑肿胀时可使小脑扁桃体进入枕骨大孔压迫脑干，亦可向上发生小脑幕裂孔上疝压迫中脑。小脑出血时可以发生脑干坏死，导致不可逆的脑干功能损害，又称为原发性脑干死亡，可能与血肿、出血后幕下室腔压力升高及全身性血压下降的联合作用有关；动物实验也证明，小脑出血时可以发生脑干缺血。

【临床表现】

自胎儿开始任何年龄均可发病，发病率一般随年龄而增加。

通常急性起病亦可呈亚急性。突然发生后枕部头痛、恶心、反复呕吐、眩晕（较为顽固，偶呈发作性位置性眩晕），严重者意识障碍或昏迷，但病初即昏迷者少见，约占 10%，意识清醒者可有小脑受损的症状和体征，如言语障碍、眼球震颤、步态蹒跚、站立不稳、行走时向患侧倾倒，患侧肢体肌张力低，意向性震颤，轮替动作不能，指鼻和跟膝胫试验不稳或不准等。脑干受累时可有瞳孔缩小或不等大、眼睑痉挛、双眼同向偏斜、患侧注视瘫痪、周围性面瘫、声音嘶哑、交叉性感觉障碍或锥体束征。大量出血压迫第四脑室、中脑水管可引起急性阻塞性脑积水，导致颅内压急剧升高，甚至脑疝形成，迅速出现意识障碍，危及生命。此外，脑膜刺激征常见，多由于出血进入蛛网膜下腔引起。

临床上尚可观察到一些小量出血（<6mL）的患者，意识始终清醒，没有明

显的小脑和脑干受损的表现。

【辅助检查】

（一）腰穿

由于现代影像诊断技术的发展和应用，此项检查一般情况下已无必要。但在无条件做 CT 或 MRI 时，谨慎腰穿仍有一定诊断价值。脑脊液多数呈血性或黄色，少数脑脊液清亮，因此，腰穿脑脊液清亮时，不能完全排除小脑出血的可能。腰穿有一定危险性，使用不当，可诱发枕骨大孔疝致病人迅速死亡，术前应给脱水剂降低颅内压，有颅高压或早期脑疝症状时禁忌。

（二）颅脑 CT

是识别急性出血的金标准，为确立诊断的首选检查，其益处是简便、迅速、能显示血肿的部位、范围和对脑脊液系统的影响，重复检查，可动态观察病情和估计预后。但是 CT 易受后颅窝骨伪影干扰，影响影像清晰度，显示直径<1cm 的血肿阳性率低，薄层扫描或者多排 CT 可增加阳性率。

（三）颅脑 MRI

与 CT 比较，无骨质伪影，能多断面扫描，清晰显示后颅窝病灶和<1cm 的病灶，但是传统的加权成像在出血早期（1～3 天）的信号显示不如 CT 特异，易与梗死灶混淆，且扫描时间长，费用较贵，因此，当依靠 CT 不能确诊时，可以选用或与 CT 结合使用。目前认为梯度回波和 T_2 敏感加权 MRI 检测急性出血与 CT 一样敏感，识别急性早期出血更敏感，扫描速度也加快，与 CT 具有同等地位。

（四）血管成像

如果患者年龄较轻或者既往没有高血压病史，应该进一步行 CT 血管成像（CTA）、磁共振血管成像（MRA）和（或）数字减影血管造影（DSA），以便明确潜在的病因，如动静脉畸形、动脉瘤、肿瘤、烟雾病等。

【诊断】

小脑出血的临床表现复杂多样，出血量小者可没有小脑症状，在 CT 和 MRI 应用之前常易误诊或漏诊。现今的诊断已不困难，关键是医生和患者对该病要有警惕性，对急性发生的头痛、恶心、频繁呕吐、眩晕，或伴有眼震、眼球运动障碍、共济失调、肌张力降低、血性脑脊液等，要考虑小脑出血的可能，及时进行颅脑 CT 或 MRI 明确诊断。小脑出血的临床和 CT 分型对分析病情，估计预后和制订治疗方案很有帮助，但均未统一。

（一）临床分型

依据出血量多少、受压部位和临床表现常分为三型。

1. 爆发型

又称凶险型，约占 20%，突然起病，呈闪电样经过，1～2 小时内迅速死亡。

2. 进展型

亦称渐进型、普通型或恶化型，约占 50%，逐渐进展，常有明显头痛、呕吐、眩晕、共济失调等，数小时内意识丧失。

3. 良性型

又称轻型、慢性型或假脑瘤型，约占 30%，病灶较小，血肿直径<3cm，限于一侧半球，不影响脑室和脑干，或缓慢进展，可自行恢复。

（二）CT 分型

国内马景鉴等的三型分法较为明了，即外侧型（小脑半球）、中间型（蚓部）和混合型（半球累及蚓部），每型再分为 3 个亚型：A 型血肿量<15mL，B 型>15mL，C 型破入脑室。

小脑出血需要与以下情况鉴别：①其他脑血管病，如小脑梗死、蛛网膜下腔出血、原发性脑室出血、脑干出血和椎基底动脉缺血发作等。②小脑或桥小脑角的肿瘤。③晕厥、前庭神经元炎和梅尼埃病。④文献尚有报道误诊为急性胃炎、上消化道出血和冠心病者等，也应注意区别。

【治疗】

以往主张诊断一旦明确，即要开颅清除血肿，CT 应用以后，提出血肿直径>3cm 或出血量>15mL 即应手术治疗，以减少对患者生命的威胁。但近年经验表明，血肿大小或出血量多少并非决定治疗方案的绝对准则，有不少患者也可非手术治疗，已有报道血肿>4.5cm 和出血量达 15～30mL 经内科治疗而好转者。因此，治疗方案的选择，除考虑出血多少外，更重要的是尚需结合患者的意识状态、血肿类型、脑室脑池/脑干是否受压，有无阻塞性脑积水、手术时机和年龄、全身状况等综合考虑，即治疗方案应该个体化，方可提高治愈率，降低病死率。

（一）内科治疗

一般认为：意识清楚，病情无恶化趋势，血肿主要位于小脑半球，直径<3cm 或出血量<15mL，无明显急性脑积水时可先行内科治疗。主要措施：①严密监视患者的意识、血压、呼吸、瞳孔、对光反射和视盘的变化，如有条件和必要，可监测颅内压，及时复查颅脑 CT；②脱水降低颅内压，可选用 20%甘露醇、呋塞米和 10%甘油果糖等；③注意保持水电解质平衡和营养支持；④对症处理，如镇痛、止呕、抗眩晕和纠正凝血障碍等；⑤防治肺、心及消化道并发症。

（二）手术治疗

虽然手术治疗幕上出血的效果至今不明确，但是多数认为能改善有适应证的小脑出血的结局。手术目的是清除血肿，降低颅内压，解除压迫，防止脑疝，改善脑血液循环，减轻血肿周围脑组织的损伤。

1. 适应证

神经功能持续恶化，或者脑干受压及（或）脑室阻塞引起脑积水者。

国内有人依据其 CT 分型和治疗体会，提出手术适应证为：①GCS 评分在 7 分或观察意识无好转者；②血肿为中间型或混合型；③血肿为亚型 B 或第四脑室及脑干严重受压、消失者；④颅内压监测>2.67kPa（272.26mmH$_2$O），并持续升高和亚型 C 者。

2. 手术方式

参照《2010 年美国心脏协会/美国卒中协会指南》的推荐意见，有以下方式可供选择。

（1）持续脑室引流术：不推荐单独使用，主要适用脑室系统积血或阻塞性脑积水，可为手术清除血肿争取时间和机会，并能经引流管注入药物。引流时避免急速减压，以防发生小脑幕裂孔（切迹）上疝。

（2）后颅窝开颅血肿清除术：为传统的基本手术方法，特点是清除血肿彻底，解除压迫迅速，可直视下止血和了解出血情况。有脑室穿破或有脑疝者，可先行脑室引流术，再手术清除血肿。但需全麻进行，创伤大，时间长，对高龄和体质差者不适用。

（3）微侵袭血肿清除术：立体定向脑内血肿穿刺引流术和神经内镜手术的损害小，施术时间短，出血少，但是疗效尚无确切证据，可酌情选用。

【预后】

小脑出血的治疗和预后还缺乏前瞻性随机对照研究。回顾性资料显示 CT 应用之前，小脑出血的病死率高达 80%，CT 应用之后，国内外资料显示为 20%～22%或更高，但其病死率和致残率均低于幕上出血，有 50%以上的患者能存活，且恢复满意。影响预后的因素有：①入院收缩压高于 200mmHg，神经功能障碍（累及脑干，角膜反射者眼头反射消失）或意识障碍重者预后差；血肿属中间型及破入脑室的病死率较高；③以往认为血肿量大的预后较差，最近有研究显示血肿量不能预测患者的结局；④脑池、脑室的改变明显也成为小脑出血的致命因素；⑤高龄、全身状况差及有肺、心、消化道并发症者预后不良。如果以上数种因素同时存在，则预后极差。然而即使极重型小脑出血，如能及时开颅减压，也可有良好预后。存活的患者偶可复发出血，或者有迟发性口下颌、颈部肌张力障碍。

第八节 脑室出血

脑室出血（intraventricular haemorrhage，IVH）是指非外伤性因素引致血管破裂，血液进入脑室系统，通常又称自发性脑室出血。1881 年 Sanders 依据病理解剖资料，首先将自发性脑室出血分为原发性和继发性两大类，前者的出血来源于脑室内、脑室壁及脑室旁的血管，后者是脑实质血肿破入或蛛网膜下腔出血逆流入脑室。

【病因病理】

原发性脑室出血较少见，占脑室出血的 7.4%～18.9%。通常认为最常见的病因是脉络丛的动脉瘤及动静脉畸形，但最近有学者认为脑淀粉样血管病、烟雾病是脑室出血的重要原因，其次是血管畸形和动脉瘤。其他常见的原因有高血压、颈动脉闭塞，少见或罕见的有脑室内脉络丛乳头状瘤或错构瘤、脉络丛囊肿、出血性素质、脑室旁肿瘤、静脉曲张破裂、室管膜下腔隙梗死性出血、白血病、动脉炎、先天性脑积水、真菌性动脉瘤、脉络丛囊虫病、垂体卒中及术后（脑室穿刺、引流术、分流术）等。病因不明者，须注意影像或大体病理未能发现的"隐匿性血管瘤"。危险因素包括高血压病，特别是未经治疗的高血压病、高龄、男性、黑人或日本裔人种、低胆固醇血症、大量酒精摄入、服用可卡因等。

继发性脑室出血占脑室出血的大多数，可高达 93%。其常见的病因有高血压、动脉瘤、动静脉畸形、烟雾病。其他少见或罕见的有颅内肿瘤、凝血功能异常（白血病、再生障碍性贫血、血友病、血小板减少性紫癜等）、脑梗死性出血、酒精中毒、脑室分流术及引流术等。脑实质内血肿可沿着阻力最少的方向扩展，因而穿破脑室壁进入脑室系统，其穿通部位依次为侧脑室体部或三角区、侧脑室前角、第三脑室、侧脑室后角、胼胝体等。蛛网膜下腔出血多经第四脑室的侧孔及正中孔逆流入内，也可直接穿破或形成血肿再穿破脑室壁进入脑室系统。

脑室内积血的占位效应可引起颅内压增高、压迫脑室周围组织，影响脑脊液循环，从而形成脑功能损害的重要病理生理基础。慢性血管壁的损伤、血肿的形成、脑的低灌注、血凝固产生的体液及细胞毒和血液降解后的产物、炎性因子和凋亡等，这些综合因素对血肿周围的继发性组织损伤具有一定的作用。脑室出血严重的可出现持续脑室扩大和颅内高压，易导致死亡。

【临床表现】

绝大多数为急性起病，少部分可呈亚急性或慢性发生。多数有明显诱因，最常见的是情绪激动，其次为用力活动、洗澡、饮酒、分娩等。最常见的首发症状是头痛、头晕、恶心、呕吐，其次为意识障碍、偏瘫、失语、发热、大小便障碍、抽搐等。主要体征有血压升高、四肢肌张力增高或减低、感觉障碍、一侧或双侧病理反射阳性、颈强直、Kernig 征阳性、瞳孔异常、眼底水肿或出血、上视困难等。临床表现为轻重不一，主要同出血量、部位、病因等有关。轻者仅呈现脑膜刺激征，无脑局灶损害的定位体征，有的可在完全无意识障碍情况下，主要出现认知功能的减退。严重者则有意识障碍、抽搐、偏瘫、失语、肌张力高、双侧病理征阳性、瞳孔异常、高热等。继续发展可出现去脑强直、脑疝。晚期可有呼吸循环衰竭、自主神经功能紊乱。部分患者可并发上消化道出血、急性肾衰竭、坠积性肺炎等。

继发性脑室出血，由于先有脑实质血肿或蛛网膜下腔出血，临床症状较多，体征较明显，病情较重，进展也较迅速。相比之下，原发性脑室出血的意识障碍相对较轻或甚至缺如，定位体征不明显，如运动障碍轻或无，脑神经受累和瞳孔异常也较少，而认知功能（记忆力、注意力、定向力）障碍及精神症状则较常见。若无急性梗阻性脑积水，整个临床过程较缓慢。

【辅助检查】

脑室出血的实验室检查，可依据其目的及方法基本上可分一般性及特殊性两大类。

（一）一般性检查

大多数病例的血白细胞增多，主要是中性粒细胞。除了极少凝血功能异常、肝病、妊娠高血压综合征等之外，绝大多数的出凝血时间及凝血酶原时间均正常。部分患者可出现尿糖及蛋白尿，凝血功能异常者可发生血尿。谨慎而缓慢放液的腰穿几乎所有病例均出现血性脑脊液，压力增高，细胞增多，以红细胞及中性粒细胞为主，出血3～5日后可见含铁血黄素的吞噬细胞，其后则为含胆红素的巨噬细胞。在继发性脑室出血的病例，头颅X线片有的可见松果体或脉络丛钙化的移位、颅骨血管沟异常、颅内异常钙化斑或慢性颅内高压征象。脑室穿刺可发现压力升高及血性脑脊液，造影可显示脑室扩大、变形、移位、充盈缺损等。脑动脉造影主要显示动脉瘤、动静脉畸形、脑内血肿或肿瘤；侧位片可见大脑前动脉膝部呈球形、胼周动脉弧度增大、静脉角变大、室管膜下静脉拉直等脑室扩大征；正位可提示血肿破入脑室的征象，外侧豆状动脉向内侧移位、远端下压或变直，大脑前动脉移位不明显，大脑内静脉明显移向对侧，与大脑前动脉呈"移位分离"现象。

（二）CT检查

CT扫描最安全可靠、迅速、便于复查，又可动态观察。典型表现为脑室内高密度影，不但显示脑室形态、大小、积血程度、中线结构移位、脑积水的阻塞部位及其程度，还可帮助了解脑部原发血肿的部位及大小，穿破脑室的部位、脑水肿程度等。依据CT值可区分血性脑脊液（+20～+40亨氏单位）及血凝块（+40～+80亨氏单位）。通常出血至少1小时才显示高密度影，1～2周内达到100%，3～4周降至50%，4周以后血液吸收则与脑脊液相同。血肿形态可呈点片状、液平状及铸型状。依血液是否充填室间孔、导水管、第三及四脑室而分为闭塞型和非闭塞型。前者易梗阻脑脊液循环通路而急性脑积水。其程度可由侧脑室前角后部（尾核头部之间）的宽部与同一水平颅骨内板间的距离之比（脑室-颅比率，正常为小或等于0.15）来判断，脑室-颅比率0.15～0.23为轻度脑积水，大于0.23属重度积水。一般认为血液充满整个脑室而没有一点缝隙，称为脑室铸型，其分布可呈侧脑室铸型（一侧或双侧）第三脑室铸型、第四脑室铸型及全脑室铸型。由于血肿不规则、形态各异，难以精确计算血肿量。多数依据血液占据脑室面积的多少来推断，占 1/3 以下为小量，2/3 属中量，2/3 以上为大量。

由于扫描体位，常见枕角高密度或液平面，多不能显示出血或穿破脑室的部位。脑实质血肿越大、离脑室越近，破入脑室的时间越短，可短至卒中后 1 小时内，大多数在 1～2 日，故不能满足于 1 次 CT 扫描未发现而否定脑室出血。

CT 的动态及随访观察可发现脑室内高密度随病程进展而降低，通常平均 12 日降至正常，小量出血可在 1 周内消退，而铸型者吸收较慢，可达 3 个月。此外，迟发性交通性脑积水在 1 周左右出现，一般约 1 个月逐渐消退。

（三）DSA 检查

目前 DSA 仍是脑血管疾病最有价值的检查方法。由于烟雾病、脑动静脉畸形、动脉瘤是脑室出血的常见原因。因此，有条件的医院对脑室出血的患者应常规行 DSA 检查明确病因，以指导病因学治疗。

【诊断】

脑室出血的临床表现轻重不一，变动范围大，在 CT 应用之前，大多数依靠手术或尸解来明确诊断。通常，患者突然发病，出现意识障碍、急性颅内高压、脑部定位体征、脑膜刺激征等，应考虑脑室出血的可能。有些轻型病人，仅有头痛、头晕、恶心、呕吐等症状，无意识障碍或脑部定位体征，容易漏诊。因此，临床上应积极争取 CT 扫描，并及时进行其他辅助检查。为较好指导治疗和判断预后，近二十多年来努力探讨脑室出血的分类分型。1977 年 Little 依据临床表现和 CT 所见，分为 3 型。Ⅰ型：大量出血，通常充满整个脑室系统或脑桥出血破入第三、四脑室，表现为突然发病、深昏迷、脑干受损，多于 24 小时内死亡。Ⅱ型：脑实质大血肿破入脑室、积血范围较Ⅰ型小，呈现起病突然，意识障碍及脑部定位体征也较Ⅰ型较轻。Ⅲ型：脑实质水肿、积血较局限，临床为急性起病，有轻的脑部定位体征或仅突然头痛、昏睡。Graeb 评分：1～4 分为轻度；

5~8 分属中度；9~12 分为重度。Verma 评分：少于 3 分为轻度；4~10 分属中度至重度。1980 年 Fenichel 按 CT 及病理解剖所见，将脑室出血分为 4 级：Ⅰ级：单纯室管膜下出血；Ⅱ级：单纯脑室出血；Ⅲ级：脑室出血伴脑室扩张；Ⅳ级：脑室出血伴脑室扩张及脑实质出血。脑室出血确定后，进一步分为原发性及继发性两大类，后者包括高血压、动脉瘤、动静脉畸形、颅内肿瘤、原因未明等，须依据临床表现、CT、DSA 及其他辅助检查的结果进行综合的全面分析，尽可能寻找出原因。

【治疗】

（一）对脑室出血的处理

依据临床情况，基本上分为急性期、恢复期及后遗症的治疗。急性期：控制出血、稳定病情、减轻脑损害成为治疗的重心。通常可分为内科治疗及外科治疗两大类。

内科治疗在临床上具体的指征：①患者入院时意识清醒、嗜睡或昏睡；②临床定位体征轻度；③血压不高于 200/120mmHg；④无急性梗阻性脑积水；⑤中线结构移位少于 10mm；⑥非闭塞型血肿；⑦高龄伴多个内脏功能衰竭，脑疝晚期不宜手术者。其原则基本上同脑出血及蛛网膜下腔出血，常规的措施包括镇静、调控血压、抗脑水肿降低颅内防治并发症、改善脑营养代谢，有适应条件者还须用止血剂、亚低温疗法等。对颅内压不高的原发性脑室出血，可慎重腰穿缓慢放脑脊液，甚至适量的脑脊液置换，有利于缓解症状，减少高热反应及迟发性脑积水。当内科治疗未能控制病情进展，而颅内高压症严重，甚至出现急性梗阻性脑积水及存在脑疝危险时，应争取及时的外科治疗，主要有脑室穿刺脑脊液引流术和立体定向脑内血肿穿刺吸除引流术，具体方法、适应证、并发症的防治详见本章第一节。

经过急性期处理而存活下来的患者，进入恢复期多有不同程度的脑功能障碍，如偏瘫、失语、精神症状、延髓麻痹、尿便失禁等。其中有的可能成为后遗症，须根据患者的不同情况，选择相应的治疗措施。

（二）病因学治疗

与蛛网膜下腔出血类似，在首次脑室出血后的 2 周内很容易发生再出血，发生率为 5%，死亡及致残率也明显升高。因此，需采取积极有效的措施保持脑脊液循环通畅，尽早行 DSA 检查明确病因并及时行病因治疗，减少再出血，可明显改善预后，降低死亡及致残率。目前针对抑制脑室出血的继发性损伤的治疗方法也在临床验证之中，如针对凝固异常的重组激活因子 VH（rFVIa，NovoSeven）、针对炎性因子的药物 Argatroban（一种潜在的纤维蛋白原抑制剂），这些药物的早期应用将为减轻脑室出血后的继发性损伤起作用。

【预后】

脑室出血后 30 天的死亡率为 30%～40%，1 年后的死亡率为 47%。预测不良预后包括高的 Verma 评分、意识障碍、高龄、大出血量、幕下来源的出血、合并蛛网膜下腔出血、大脉压差、有冠心病史和高体温。

第九节　脑出血的分型分期诊治

自从提出重视脑血管病的个体化治疗的观点以来，尤其是近年进一步论述脑梗死的分型分期治疗，各方反应强烈，受到普遍关注。然而有关脑出血的分型分期治疗，尚未引起足够的重视。在我国，脑出血占脑血管病的比例远比国外的高，其主要原因在于未能有效控制高血压，故更引人关切。而且脑出血又是病死率最高的脑血管病，因此，紧急的早期有效治疗是至关重要的。由于脑出血多数有显著的临床征象，能为 CT 等影像学及时确诊，因而有利于及早治疗并及时选择合适的治疗方案。大量的临床实践证明，脑出血的治疗也同脑梗死一样，必须遵循个体化的原则，才能有效地降低病死率及致残率，提高整体的治疗水平。

一、临床病理

脑出血形成的急性膨胀，其机械压迫使局部微小血管缺血，加上血液分解产物的损害作用，引起脑组织的水肿、变性、坏死。实验证实，出血30分钟，其周围实质发生海绵样变（海绵层），6小时后紧靠血肿的组织出现坏死（坏死层）。在坏死层之外，依次为血管外出血层、海绵层。12小时后坏死层和血管外出血层融合成片。由此可见，出血的6小时，其周围组织呈现变性、出血、坏死，这种病理过程成为早期治疗的理论基础。

脑出血的临床表现，基本上可分为全脑损害的征象、局部病灶的体征及继发内脏功能障碍，均有相应的病理基础。

（一）脑血肿

出血在脑内形成血肿，其中心为血块及坏死的脑组织，周边是缺血水肿区，其中也存在半暗带。这些病理改变成为脑局灶性损害的病理基础。

（二）脑缺血

血肿压迫使受压局部脑组织严重缺血，血管通透性增加、管壁破坏、血液成分渗出或漏出，成为中心坏死区不断扩大的重要原因。有的缺血体积可超过血肿的几倍，更加重脑水肿，导致颅高压，诱发远离血肿的其他脑区，甚至全脑的供血不足。

（三）脑水肿

开始主要是局部病灶的水肿，很快弥散发展至全脑，主要在白质。早期基本上是血脑屏障受损的血管源性水肿，后期则合并细胞毒性水肿。血肿靠近或破入脑室，易引起脑脊液循环障碍，可加重颅内高压和脑水肿，后二者又加重全脑缺血，形成恶性循环。

（四）继发性损害

血肿及脑水肿、颅内高压可引致邻近脑组织受压移位而形成脑疝。也可损害下丘脑，继发中枢性高热、上消化道出血、代谢及电解质的紊乱等。加上药物（如脱水剂）、免疫功能改变、合并感染等因素，可引发心、肾、肺等功能不全，甚至出现多脏器功能衰竭。

综上所述，脑出血患者的临床征象，主要取决于血肿的部位、大小，其继发的缺血、水肿、脑脊液循环障碍、颅高压等严重程度，而原有的高血压脑动脉硬化的严重程度、相应的侧支循环的代偿能力等，也可影响临床表现。可见，颅内病变情况，各个患者均有差异。此外，全身状态，尤其是内脏功能变化，也有很大不同，在脑出血的不同阶段还会有千变万化。这些均成为治疗上必须采取个体化原则的基本依据。

二、目前的治疗

总体上应进行综合性治疗，重心是去除血肿，减轻脑损害，最大限度恢复正常的功能。治疗方法基本上可分为内科和手术两大类。

（一）内科治疗

主要有血压调控、抗脑水肿降颅内压、改善脑营养代谢、防治并发症等。出血而形成血肿，其缺血的面积可超过血肿数倍，而局部缺血时间一长，大多数不可逆，成为去除血肿后而临床疗效不理想的一个重要原因。因此，保证脑部良好的灌注压对防止或减轻缺血性损害是非常重要的。伴发的脑水肿及其他的继发性脑损害，都有一系列的病理生化改变，于是脱水、脑保护等疗法，成为重要方面。由此可见，内科的各种疗法是脑出血的基础治疗。

（二）手术治疗

有血肿穿刺抽吸、脑室引流、开颅血肿清除术等。由于血肿的占位效应及血红蛋白等的一系列化学性脑损伤，故迅速解除血肿对脑组织的压迫，可使半暗带神经细胞功能改善，以开颅清除术的效果较好。脑室引流可助清除脑室内积血，减轻压迫周围组织，分流脑脊液，降低颅内压，达到减轻脑损害。血肿穿刺抽吸引流，损伤小，不用全身麻醉，床旁内科医生也可施行，适用于高龄病人及无开颅手术条件者。

原则上经内科治疗不能有效控制颅内压，脑损害征象加重，应争取施行手术。通常仔细的观察，最好在严密的监护下，积极进行内科治疗。患者的意识清醒，双瞳孔等大，光反应存在，位于大脑半球的血肿小于 30mL（丘脑血肿<15mL)，中线结构移位小于 0.5cm 等，则采取非手术疗法。

下列情况，可进一步观察，同时做好手术准备：①嗜睡，双瞳孔等大，光反应存在；②血肿量在大脑半球 30～50mL，丘脑血肿 15～30mL，小脑为 10mL 以下；③中线结构移位 0.5～1cm。

必须急症手术（具备其中 2 条）：①浅或中度昏迷；②双侧瞳孔不等大，光反应迟钝；③壳核或丘脑出血破入脑室并充满全脑室系统；④血肿量在大脑半球多于 60mL，丘脑 30～50mL，小脑则为 10mL 以上；⑤中线结构移位大于 1cm。

一般认为不宜手术的有：①深昏迷、双瞳孔散大、光反应消失、去脑强直；②心、肺、肾等脏器的功能严重损害，或消化道出血。

三、分型治疗

由于出血部位、血肿量多少及继发损害程度等的差异，临床表现有很大的不同，因而形成不同的类型。通常依据病理、临床征象、影像、预后等进行类型的划分。按临床表现、发病及进展过程，分为急速型、暴发型、进展型、稳定型。也有依据意识状态区分为清醒、嗜睡、浅昏迷、中度昏迷和深昏迷，即Ⅰ、Ⅱ、Ⅲ、Ⅳ、Ⅴ级（型）。较合理而全面的是根据脑部受征象划分为下列五型：

Ⅰ：清醒或嗜睡，不同程度的失语和偏瘫。

Ⅱ：朦胧或昏睡，不同程度的失语和偏瘫，瞳孔等大。

Ⅲ：浅昏迷，不全或完全偏瘫，瞳孔等大或轻度不等大。

Ⅳ：中度昏迷，偏瘫，单或双侧病理反射阳性，病灶侧瞳孔散大。

Ⅴ：深昏迷，去大脑强直，双侧病理反射阳性，病灶侧或双侧瞳孔散大。

考虑到 CT 影像已较普遍应用，且能早期及时诊断，并可明确血肿的位置及范围。另外，血肿的部位及大小同预后有密切关系，故应用 CT 进行分型，方便可靠，价值大，被广泛用于临床。主要是根据出血的部位、血肿大小、破入脑室、累及中线结构的程度，来进行分型，结合脑部受损征象，来选择治疗方法。

（一）壳核出血

为临床最常见类型。CT 上可按血肿的范围，破入脑室与否，再分为五个亚型：

Ⅰ：血肿位于外囊、壳核。

Ⅱ：血肿扩展至内囊前肢。

Ⅲa：血肿扩展至内囊后肢。

Ⅲb：血肿扩展至内囊后肢，破入脑室。

Ⅳa：血肿扩展至内囊前后肢。

Ⅳb：血肿扩展至内囊前后肢，破入脑室。

Ⅴ：血肿扩展至内囊、丘脑。

治疗方法的选择，上述各型血肿量在 30mL，脑干池形态正常，采用内科疗法，血肿量≥31mL，脑干池受压，则需手术治疗。手术方式可按 CT 分型进行，Ⅰ、Ⅱ多采取钻颅穿刺，Ⅲ、Ⅳ、Ⅴ多数须开颅清除血肿，破入脑室者，有的尚可加脑室引流。

（二）丘脑出血

CT 上显示血肿的范围，有无破入脑室，可分为三个亚型：

Ⅰa：血肿局限于丘脑。

Ⅰb：血肿局限于丘脑，破入脑室。

Ⅱa：血肿扩展至内囊。

Ⅱb：血肿扩展至内囊，破入脑室。

Ⅲa：血肿扩展至下丘脑或中脑。

Ⅲb：血肿扩展至下丘脑或中脑，破入脑室。

血肿小，尤其在 10mL 以内，无明显症状，采用内科治疗。血肿≥15mL，症状进行性加重，应钻颅穿刺或开颅清除手术，破入脑室者可行脑室引流。血肿多 30mL，脑干无严重受压，则需开颅清除手术。但近年有文献认为，同样出血量，丘脑出血破入脑室反而预后比无破入脑室者好，可能因血液破入脑室可减轻对脑实质的压迫。

（三）脑叶（皮质下）出血

依据血肿大小和脑室受压情况而定，出血量小于 30mL，用内科疗法；31～

50mL 的，可采取钻颅穿刺抽吸术；大于 50mL，多数须行开颅清除术，尤其是脑室明显受压时，更为适宜。

（四）小脑出血

因为病变靠近脑干，在出现恶化之前多无明显先兆，为防止突然发生脑疝，大多认为手术是唯一有效的治疗手段，除非临床症状轻，出血量<10mL 者可考虑暂时进行内科治疗。伴破入脑室而严重积血者，则需同时脑室引流。

（五）脑干出血

大多采取内科疗法，有继发脑室积血者，可行脑室引流。随着技术水平提高，有不少手术（尤其显微手术）成功的病例，以血肿>5mL 为宜。

在脑出血的急性期，尤其是早期，在临床病理改变中，血肿起主导作用，决定预后的重要因素是血肿的部位、大小以及脑脊液循环受影响的程度，即血肿的类型起关键的作用。因此，分型是早期治疗的重心。

四、分期治疗

脑出血后，由于血肿的压迫，血红蛋白及脑组织缺血等引发一系列病理生理变化，造成脑水肿、颅高压。经过一段时间，脑病理损害达高峰，其后经历稳定、减轻、逐渐恢复的过程。在临床上就有相应的症状和体征的加重至减轻的变动。这些是分期治疗的理论依据。因此，必须针对不同的临床病理阶段，采取相应的最佳疗法。但以调控血压、保持良好的内脏功能、改善脑营养代谢等内科治疗，才能较好保证颅内环境的稳定，仍是每个患者的重要基础治疗。

（一）急性期

由于血肿的位置、大小及继发脑损害的差别，治疗的主要措施也有不同。血肿小且无明显颅内压增高，基本上是内科的基础治疗，有的可早期用改善脑血循环的药物，较多采用有活血祛瘀的中药制剂。伴发脑水肿、颅内高压症的病人，则需积极而合理的脱水疗法。对血肿大、中线结构移位明显者，大多须及时手术。事实上，重症脑出血，治疗核心是血肿区，主要在于减轻缺血水肿的损害，尽可能恢复脑功能。依据血肿的部位、范围及继发性损害等，以及技术条件，而选择血肿穿刺引流、开颅清除术。有时为了抢救危重症患者，则应紧急手术。有认为在病理损害中起启动和关键作用的是血肿，其引起的缺血水肿又可达到数倍，故主张尽早手术，甚至在发病 6 小时内的早期手术，可极大减轻继发性损害，提高抢救成功率，降低致残率，因而获得较好的疗效。

（二）恢复期

脑部基本病变稳定，脑水肿、颅内高压的临床征象消退，受损的脑功能恢复，此期除了原有的内科治疗外，重点应在改善脑血循环和促进营养代谢方面，前者应注意选用扩血管轻、影响血容量少、作用缓和的药物，开始用低剂量，逐渐增加至治疗量。另一重要的措施是康复治疗，尤其是偏瘫、失语症等神经功能缺损较重的患者，应尽早开始，且有步骤地进行，才能获得较好的效果，显著减少致残。

（三）后遗症期

重症患者多遗留有肢体运动、语言等严重的神经功能缺损，主要是进行以功能锻炼为主的康复治疗，只要方法正确，持之以恒，大多可获得相当的改善。此外，必须注意针对病因及防止复发的治疗。

总之，脑出血的治疗，不能局限一个不变的模式，必须依据患者的临床具体情况来制订个体化的治疗方案，除了注意病理阶段的分期治疗，在早期按脑部病变情况进行分型，采取针对性强的疗法，才能不断提高疗效，降低病死率和致残率。

第五章 蛛网膜下腔出血

第一节 概　述

蛛网膜下腔出血（subarachnoid hemorrhage，SAH）是指脑表面血管破裂后大量血液直接流入蛛网膜下腔，又称原发性蛛网膜下腔出血。不同于脑实质出血破入蛛网膜下腔引起的继发性蛛网膜下腔出血。SAH 约占脑血管病的 6%～8%。

【病因病理】

（一）病因

1. 动脉瘤

据估计，75%～85%非外伤性 SAH 患者为颅内动脉瘤破裂出血。发病机制上分为先天性和获得性两种。高血压与吸烟可能是导致发生动脉瘤的危险因素。颅内动脉瘤发生在血管分叉处或 Willis 动脉环周围。已有研究证实此类动脉瘤血管壁的最大压力来自沿血流方向上的血管分叉处的尖端。随着动脉瘤的增大，出血的可能性也随之增大。但是，任何大小的动脉瘤都可出现破裂。

不少研究认为动脉瘤有遗传易感性。对 SAH 患者同胞的回顾性分析显示，1/3 的无症状同胞通过脑血管造影发现动脉瘤，家族性颅内动脉瘤综合征患者的 2～3 级亲属的颅内动脉瘤患病率较高。在有家族性颅内动脉瘤综合征的家庭成员里，患未破裂动脉瘤的危险度为 8%，相对危险度为 4.2%。一项对 23 个家族性 SAH 的研究发现有 3 个以上 SAH 患者的家庭的其他亲属 SAH 危险性是正常人的 3 倍。对 8680 例无症状人群进行磁共振血管成像（MRA）筛查时发现动脉瘤患病率为 7.0%，而有 SAH 家族史者患病率高达 10.5%。

已接受治疗的破裂动脉瘤患者，每年新发动脉瘤的概率是 1%～2%，颅内多发动脉瘤患者出现新发动脉瘤的概率更高，发病是否与基因或获得性危险因素相关目前还不清楚。

2. 颅内动静脉畸形

占自发性 SAH 患者的约 5%～9%。颅内动静脉畸形出血通常位于皮质内，约 1/3 的颅内动静脉畸形出血可引起 SAH。颅内动静脉畸形出血通常是动脉化的静脉通道破裂出血。与动脉瘤性 SAH 相比，由颅内动静脉畸形所致的再出血率较低，出血后 2 周内再出血率低于 15%，而动脉瘤性再出血率在同一时期为 20%。另外，此类患者出现血管痉挛的较少。

3. 血液病变

散发性 SAH 的少见原因是自身凝血障碍。

4. 动脉夹层

椎动脉夹层动脉瘤可引起 SAH。外伤性颅底骨折所致颈动脉夹层动脉瘤较其他类型的动脉瘤更易导致 SAH。

5. 外伤

创伤性 SAH 是由颅脑创伤引起蛛网膜下腔内的血管破裂、脑挫裂伤的渗血及颅内血肿的血液进入蛛网膜下腔所致，是颅脑创伤中最常见的损伤类型，占 39%。

6. 其他

较为少见的有脑肿瘤、感染性动脉瘤（如继发于感染性心内膜炎、真菌感染）。

7. 促发因素

吸烟、饮酒与 SAH 密切相关。有动物实验证明形成动脉瘤有 3 个因素：Willis 环压力、高血压和血管脆性增加，吸烟则能影响这 3 个因素。此外，吸烟引起血压急性升高，在 3 小时后渐回落，与临床所见吸烟后 3 小时 SAH 发生率最高相吻合。吸烟还可激活肺巨噬细胞活性，促进水解酶释放，可引起肺损害与脑血管脆性增加，从而增加 SAH 的发生率。有人估计过量饮酒患 SAH 为非饮酒者的两倍。大量饮酒可能引起高血压、凝血机制改变和脑血流加速从而促发 SAH。

（二）病理

血液进入蛛网膜下腔，不但脑液染血，部分或全脑表面呈紫红色，红细胞沉积于脑池、脑沟，因而染色更深。出血量大，脑表面可有薄层血块覆盖，以脑底部更明显，甚至将血管及神经埋没。随着病程的延长，红细胞溶解释放含铁血黄素，使脑膜及脑皮质呈现不同程度的铁锈色，同时也有轻重不一的局部粘连。镜下早期为细胞反应及吞噬现象，逐渐出现成纤维细胞进入血块，最后形成一层闭塞蛛网膜下腔的颜瘢痕。

颅内动脉瘤或动静脉畸形，由于管壁异常血液渗出或管壁破裂血液涌入蛛网膜下腔，可很快发生颅内压力增高。血液刺激引起无菌性脑膜炎，可致剧烈头痛及脑膜刺激征，还可引致自主神经功能受损而出现高血压和心律失常。血凝块和血液刺激脑膜产生大量渗出液，引起蛛网膜粘连影响脑脊液循环通路，或使与吸收脑脊液有关的矢状窦旁蛛网颗粒堵塞，均可引起亚急性或慢性脑积水。动脉瘤破裂出血后，短时痉挛对减少或终止出血有保护作用，但持久痉挛，可使脑组织发生严重缺血或引起脑梗死，出现偏瘫等脑局灶性体征。

【临床表现】

各种年龄均可发病，以青壮年多见。

（一）前兆渗漏

少数患者发病前 2~8 周内有头痛、头晕、视力改变或颈强直，这些表现称为前兆渗漏。其产生与动脉瘤扩大压迫刺激邻近组织或动脉瘤微量出血有关。一般年轻人比老人更多见。渗漏性较瘤体破裂的头痛症状要轻很多，但持续时间长，恶心、呕吐可能会出现，很少出现脑膜刺激征，常被临床误诊为偏头痛或颈椎病。约半数前兆渗漏是由反复的小量渗血引起，外渗的血液可以围绕血管壁或瘤壁引发一些纤维化的粘连反应，起到止血作用。

（二）发病

Matsuda 回顾分析经 CT、脑血管造影、手术和尸检证实的病例，结果发现 50 岁发病率最高。每日 6～9 时，18～21 时发生率最高。动脉瘤破裂与动脉压力增高有关，排便可使动脉压增高导致瘤破裂。重症 SAH 及再出血也同高血压有关。

有些 SAH 患者可发生猝死，有人报道可在 15 分钟内死亡，用原发性脑干损伤或呼吸障碍来解释时间太短，而许多患者死亡前心电图异常比例很高，可能是 SAH 刺激丘脑下部、交感神经，大量释放儿茶酚胺，损害心肌，因此，致死性心律不齐是 SAH 猝死的重要原因之一。

（三）主要症状

突然起病，多以剧烈难以忍受的头痛开始，可放射至枕后或颈部。常伴有恶心、呕吐，并持续不易缓解或进行性加重。可有短暂的意识障碍及烦躁、谵妄等精神症状，少数有癫痫发作。少数动脉瘤破裂导致大出血的病例，在剧烈头痛呕吐后随即昏迷，出现去脑强直，甚至很快呼吸停止而猝死。头痛是急诊患者的最常见主诉，尽管 SAH 仅占急诊室头痛主诉患者的 1%，然而保持高度怀疑非常重要。

（四）定位体征

少数 SAH 可有局灶性体征，如偏瘫、失语、偏盲等，也可仅呈一侧动眼神经瘫痪。多数动脉瘤可因部位不同而出现相应的临床征象，颈内动脉与后交通动脉连接处的动脉瘤伴眼球运动障碍、视野缺损，头痛部位多限于眼球、眼眶或同侧前额；较大的动脉瘤更易引起头痛和动眼神经瘫痪。大脑中动脉上的动脉瘤有运动及感觉障碍。大脑前动脉或前交通动脉上的动脉瘤有嗜睡、腹泻、发热及精神淡漠、摸索、强握等额叶征象。

（五）脑膜刺激征

明显的颈项强直，Kerning 征和 Bmdzinski 征阳性。

（六）眼底改变

可见在视盘周围、视网膜前的玻璃体下出血。可发生在一侧或两侧，从靠近中央静脉的视网膜和视网膜前间隙向别处扩散，外形可呈片状、条纹状、斑点状或火焰状。视网膜前出血后，紧接着可以发生玻璃体局限性或普遍性出血，引起视力模糊或黑蒙。视网膜前间隙出血可能是由于流入蛛网膜下腔的血液使颅内压增高，压迫视网膜静脉所致，也可能是血性脑脊液在视神经周围压迫中央静脉及其脉络膜吻合支引起。出血最早可在起病后 1 小时内出现，多在数小时内产生，约 2 周内吸收。没有高血压的 SAH 可有视网膜动脉痉挛，一侧或两侧眼压升高，此征常被认为是不祥之兆。颅内动脉瘤破裂引起的 SAH，视网膜静脉常迂曲和瘀血。有 20%的 SAH 发生视盘水肿，可在起病后几小时、一般在几天内、个别数周内出现，约 3～4 周才能消失。视盘水肿的程度通常在 1～2D 之间，偶尔可达3D，是颅内压增高的结果。

（七）临床上常用 Hunt-Hess 分级法

0 级：未破裂动脉瘤

Ⅰ级：无症状或轻微头痛、轻度颈强直

Ⅱ级：中-重度头痛、脑膜刺激征、脑神经瘫痪

Ⅲ级：嗜睡、意识混浊、轻度局灶体征

Ⅳ级：昏迷、中或重度偏瘫、有早期去大脑强直或自主神经功能紊乱

Ⅴ级：深昏迷、去大脑强直、濒死状态

【辅助检查】

（一）颅脑 CT

随着影像学的发展，SAH 不再仅凭脑膜刺激征和腰穿血性脑脊液来诊断，其治疗方法的选择、病情的动态观察及脑的继发损害，都有赖于影像学的帮助。关键在于早期行 CT 检查，在出血 5 天内可见蛛网膜下腔、桥池、枕大池、大脑前后纵裂、侧裂及脑沟回的表面充满血液，有时可见脑室内也有血液，一般量较

少，现认为与蛛网膜下腔出血量较多反流入脑室有关。

一般发病时间距 CT 扫描时间越短，CT 阳性率越高。发病 12 小时内 CT 检查敏感性可达 98%～100%，24 小时敏感性降至 95%，次日 90%，5 天后 80%，7 天后 50%。根据 CT 影像还可进行下列研究：

1. 出血量和病情的严重程度

Fisher 根据 SAH 的严重程度及积血部位进行分级：

Ⅰ级：未发现血液。

Ⅱ级：血液层厚<1mm，遍及整个蛛网膜下腔。

Ⅲ级：出血层厚度>1mm。

Ⅳ级：伴脑实质血肿或脑室积血。

2. 推测出血源

①前半球间裂大量积血或侧脑室积血可能是前交通动脉瘤；②一侧视交叉池出血提示颈内动脉瘤、后交通动脉瘤；③外侧裂最外侧出血大多是大脑中动脉瘤；④第四脑室积血提示小脑后下动脉与椎动脉接合处动脉瘤。此外，有时 CT 还可发现多个出血源，如明显的 2 个脑池积血，而其附近却无血液，则要注意可能有 2 个动脉瘤同时出血。

3. 再出血

现认为，腰穿有血性脑脊液不能成为再次 SAH 的依据，SAH 再出血要与首次 CT 对比、有新部位出血，或弥散性蛛网膜下腔出血增厚，或有脑血肿。

4. 急性脑积水

连续动态观察 CT 扫描，是诊断脑积水的唯一手段。Modesti 报道 24 小时内的脑室扩张率达 63%，Hason 报道急性脑积水在出血 1 周内的发生率为 20%。

5. 脑动脉痉挛

根据 CT 扫描及手术所见，在自发性 SAH 后 4 天内，基底池存在血量的多少，能够预测以后症状性脑动脉痉挛的发生及其严重程度。CT 扫描研究，如发现基底池中球状血块超过 5mm×3mm，或者脑裂周围血液的厚度超过 1mm^3，可发生脑血管痉挛时的临床症状。还发现出血程度、血块位置与脑血管痉挛有关联。尚有观察 47 例患者中，14 例 CT 显示无血液或血液呈弥漫散分布，其中仅 1 例脑血管痉挛，而血块超过 5mm×3mm 及脑表面血层超过 1mm^3 的 24 例中，23 例发生了脑血管痉挛。为预测脑血管痉挛，CT 扫描最好在 24～96 小时进行，超过 96 小时血液密度降低，CT 扫描阳性率低。有报道，在 4 天内显有高密度病灶的患者，85%发生了脑血管痉挛，而无高密度病灶的患者则无 1 例出现。

（二）腰穿脑脊液检查

CT 已显示 SAH 者可不行腰穿。对有意识障碍、视盘水肿者需做腰穿脑脊液确诊时，宜用 7 号腰穿针慎重施行，见有均匀血性脑脊液流出即可确诊，也可先脱水治疗再腰穿。出血已经 7～14 天者，可见脑脊液黄变，镜下有大量皱缩红细胞，行脑脊液细胞学检查可见吞噬了血红蛋白、含铁血黄素或胆红素的巨噬细胞，有助于判断出血时间。

（三）脑血管造影

对怀疑有脑动脉瘤或血管畸形破裂的 SAH 患者，可行数字减影血管造影（DSA）、磁共振脑血管成像（MRA）及 CT 血管成像（CTA）等脑动脉显影，以寻找出血的原因，并指导治疗。

DSA 是目前公认的脑血管疾病影像学诊断的"金标准"。其优点：①空间分辨率最高，可显示直径很小的脑穿支动脉，近年来 3D-DSA 及旋转 DSA 技术的应用能够显示直径<2mm 以下的小血管像，如行选择性插管时直径 20μm 以下的小血管及病灶也能很好显示。旋转 DSA 和 3D-DSA 具有旋转和三维成像功能，为多角度观察提供了方便，有效排除了血管成角、重叠等因素的干扰，从而提高脑血管病的确诊率。②在显示血管的同时，还可动态观察血管内血流动力学情况和血管狭窄程度。③可在检查过程中进行血管内治疗。但 DSA 属有创性检查，操作过程复杂，存在引起血管痉挛、动脉瘤再次破裂出血等神经系统并发症的风险，不适合危重病人检查。近年无创血管成像技术的出现弥补了 DSA 的不足。

文献报道有 4%～27%的 SAH 患者首次全脑 DSA 无法明确病因，原因可能有以下几个方面：①血管痉挛，特别是载瘤动脉痉挛，动脉瘤颈狭小，动脉瘤内血栓形成，造影剂无法到达病变处，待2～3周脑血管痉挛缓解后重复造影明确诊断。②微小动脉瘤破裂。张永权等认为，颅内微小动脉瘤或微小血管瘤破裂引起SAH的同时形成血栓或自行修复破裂的血管壁。③造影时不恰当的照射角度，血管影的重叠影响诊断，容易误诊。④海绵状血管瘤或一些隐匿性血管畸形全脑DSA检查阴性，可配合CT、MRI检查明确。⑤由于各种原因无法行全脑血管检查造成漏诊。⑥中脑周围非动脉瘤性蛛网膜下腔出血（Perimesencephalic non-aneurysmal subarachnoid hemorrhage，PNSH）。

首次造影阴性的SAH病人应重复DSA检查，同时辅助行CT、MRI/MRA检查，必要时行CTA进一步检查，对同一部位的反复出血，CT或MRI又高度怀疑有病灶的病人，尽管DSA检查阴性必要时也可以直接手术探查。仍有部分病人的病因不清，应对该病人追踪随访。常规全脑DSA应提倡行双侧颈内及双侧椎动脉造影。

CTA是在静脉内注射造影剂后进行头颅薄层扫描，将影像资料输入计算机，用特殊的软件进行三维影像重建，可快速获得脑血管解剖学上影像。尤其适合于病情危重、Himt-Hess分级3级以上不宜早期行DSA检查的病人，对于存在SAH或颅内血肿者，可在同次CT检查中明确出血程度、范围以及是否合并脑积水和颅高压等情况。Tipper等的研究表明，CTA诊断颅内动脉瘤的敏感性和特异性分别达92.2%和100%，其诊断动脉瘤的大小为1.9～28.1mm，平均5.2mm，CTA检出直径<3mm颅内动脉瘤的敏感性达91.7%。CTA甚至可以发现常规DSA无法查出的小脑前下动脉分支上的动脉瘤。Massachusetts总医院采用3D-CTA替代DSA作为诊断颅内动脉瘤首选方法，对223例疑诊动脉瘤病人进行了3D-CTA检查，结果诊断率为100%，认为3D-CTA是一种有效的诊断动脉瘤方法。但CTA也存在不足：①需要注射碘对比剂，一些危险因素限制其应用，包括心、肾衰竭和碘剂过敏者。②海绵窦段、床突上段的动脉瘤可能因骨骼、钙化或静脉血的影响而显示不清。③空间分辨力不如常规脑血管造影检查，不能评价血流量、流速等血流动力学改变。④不能动态观察，无法依时间顺序分别显示动脉、毛细血管

和静脉，无法分清血流方向及显示一些重要的小血管和穿通支如脉络膜前动脉、丘脑穿通动脉等。⑤对进行图像后处理者要有一定经验。

MRA 是利用磁共振成像技术中流动血液的流动效应与周围静止组织的自然对比来显示血管。其优点如下：①MRA 是目前唯一的无创伤性、无辐射、快捷敏感性高的脑血管造影技术。②MRA 图像与 DSA 图像有良好的相关性，高场强（1.5T 以上）MRA 成像接近 DSA，对动脉瘤的细节及瘤颈的显示具有独特的优势。③病变显示不受颅骨影响。有学者提出 MRA 对动脉瘤的敏感性为 90%，而结合 MRI 敏感性可提高到 97%，适合于直径大于 3mm 的动脉瘤。存在缺陷：①空间分辨率、血管显示的精确度较低，分辨率尚不如 DSA，立体形态描述不如 3D-CTA；与；DSA 和 CTA 相比，对一、二级血管及各主要静脉窦显示清楚，对前、后交通动脉显示敏感性、特异性低。②对血流速度、流量有限或以湍流为主的颅内动脉瘤不敏感。③走行于扫描层面而非垂直的血管、扭曲的血管及分叉的血管因饱和作用造成信号丢失。④对早期的 SAH 不太敏感，亦不能显示动脉瘤的钙化。

在颅内动脉瘤手术夹闭后随访中，CTA 运用重建及减影技术可清楚显示动脉瘤夹与血管的关系，而 MRA 因为可能会造成检查中瘤夹撕裂血管引起致命性后果，不宜用于夹闭术后的随访。对于弹簧圈介入治疗后的患者，Yamada 等认为与 DSA 相比，MRA 在剩余流量的测量上更具优势。研究显示，高场下弹簧圈所致伪影并未明显影响对动脉瘤残腔的评价，MRA 在长期随访中可代替 DSA，而弹簧圈在多层 CTA 检查中伪影较大，难以对术后瘤体是否消失和载瘤动脉情况做出较好的评价。

急症或门诊患者可先行 CT 平扫，若证实有自发性 SAH 或颅内血肿并怀疑颅内动脉瘤者应立即行 CTA 或 MRA 检查以明确病因。对于有介入治疗指征，而 CTA 或 MRA 显示欠佳者，DSA 既可明确诊断又可同时行介入治疗。颅内动脉瘤夹闭术后复查可用 CTA，弹簧圈介入治疗者可复查 MRA 以替代 DSA。DSA、CTA、MRA 各具特点，在临床应用中视患者实际情况选择最适宜的检查方法，以充分发挥各自的最佳效能，达到最佳的诊疗目的。

【诊断】

璃体膜下出血是重要特征之一。尽早 CT 检查是非常重要的，距发病时间越短，CT 阳性率越高。在发病 4 天内头颅 CT 发现蛛网膜下腔有血或腰穿脑脊液为均匀血性，则可确诊。

动静脉畸形（AVM）破裂出血与动脉瘤出血的不同点：①年轻，25 岁左右；②出血程度较轻，多为静脉或小动脉，早期再出血发生率低；③脑血管痉挛少，与 SAH 后形成凝血块少，对颅底动脉主干的刺激小有关；④出血多在脑实质内，仅少量流入蛛网膜下腔或颅底脑池；⑤自然病程死亡率和病残率均高于手术组，故目前倾向于积极手术。

SAH 大多是动脉瘤破裂引致，常在脑沟、脑裂处形成积血，临床上须同脑出血鉴别，主要根据 SAH 的积血较表浅，多发于半球前纵裂、额底、颞叶脑膜下，并有较弥散的蛛网膜下腔积血，CT 增强扫描可使动脉瘤体显影或显示瘤体钙化。

SAH 还应与下列疾病进行鉴别诊断：①颅脑外伤后硬膜下出血，CT 可提供区别的主要依据；②各种原因引起的脑膜炎，尤其是化脓性细菌所致的急性脑膜炎，临床上的鉴别及确诊基本依靠脑脊液的改变。

【治疗】

如果在蛛网膜下腔出血发生前及时发现前兆渗漏，立即夹闭相应的动脉瘤，防止其破裂，或采用其他措施，可改善这种 SAH 高危病人的预后。

（一）一般处理及对症治疗

1. 安静卧床

原则上就地诊治。尽可能避免或减少搬动患者。若需运送，应先给必要的处理（如降血压、脱水），减少或避免振动，车要开得平稳，不宜长途颠簸。不要用车床运送患者去做检查，应用担架抬送。绝对卧床，不少于 4 周，高血压患者更应如此。尽量让患者安静，严格控制探视，禁止打扰患者，特别是昏迷者，更要防止亲友呼叫或摇动患者头部。大小便及进食也不能起床。随着头痛等症状的减轻，而且大多数患者无严重的肢体瘫痪，故患者常不听从安静卧床的劝告，有些患者的家属也不易理解，甚至某些医务人员也可能疏忽，结果因过早起床活动或用力排便、精神紧张或情绪激动，引起病情加重或再出血，甚至致死。这种惨痛教训在临床上是屡见不鲜的，因此，必须高度重视安静卧床休息，应成为治疗上的一项极重要措施。同时要保持呼吸道通畅，防止大小便潴留。

2. 对症处理

应密切观察病情变化，注意维持营养，加强护理，防止并发症（褥疮、肺炎等）及跌伤。另外，须重视下列的对症处理：

（1）降低颅内压：在急性期出血，脑血管痉挛可导致脑水肿、颅内高压症。故必须积极地抗脑水肿、降低颅内压的治疗，可选用甘露醇、呋塞米、复方甘油等（参见脑血管病的脱水治疗）。注意不宜用尿素，因其可增加血中非蛋白氮，而使颅内出血加重。

（2）调控血压：一项回顾性研究显示，服用抗高血压药物的患者再出血率较低，即使他们血压仍然偏高；另一方面血压的波动较绝对的血压更影响再出血率。另一项研究显示，在再出血发生前，患者常有血压增高现象。一项对179例发病24小时内的SAH患者回顾性研究提示，17%的患者发生再出血时收缩压>150mmHg；血压越接近初次发生SAH时的血压，再出血率越高。有研究显示，发病后2小时是再出血发生的高发期，收缩压>160mmHg的患者发生再出血的概率更大。一项大型回顾性研究显示，入院后再出血率为6.9%，但是与血压无关。观察时间点的不一致和应用抗高血压药物的不同降低了研究可信度。当血压升高时短期静脉输注有可靠的量效关系和很好安全性的抗高血压药物是值得推荐的，应用尼卡地平、拉贝洛尔和艾司洛尔来降低血压有良好效果。神经科急症尽量避免使用硝普钠，因为它的缺点是增高颅内压和长期输注时会产生毒性反应。同时应防止血压降得太低，防止脑供血不足。当患者出现血压忽高忽低、脉搏时速时缓、体温不稳定时，有主张用普鲁卡因1g，氢化麦角碱（海得琴）0.6mg，加入10%葡萄糖液100mL静脉滴注，以改善自主神经功能。

（3）镇痛、镇静：患者有严重头痛、躁动不安等，应给予适当的镇痛镇静药物，可选用罗通定（颅痛定）、喷他佐辛（镇痛新）、安依痛、可待因、地西泮（安定）、氯丙嗪等，不宜用对呼吸有抑制的吗啡、哌替啶（度冷丁）等，当颅内压较高或呼吸不规则时'则应禁用。

（4）控制精神症状：有些病人出现谵妄、幻觉、妄想、精神错乱等严重精神异常，用一般剂量的安定镇静剂无法控制时，必须选用较大剂量的氯丙嗪、奋乃静或奥氮平等抗精神病药物，才能取得良好效果。

（5）抗抽搐：有些患者在出血当时或其后短时期内发生局限性或全身性抽搐，或开始局限性以后转为全身性抽搐，应积极选用苯巴比妥、安定、苯妥英钠、丙戊酸钠等抗癫痫药物。

（6）纠正低血钠：目前有认为 SAH 合并低血钠症是中枢性耗盐综合征所致，即过度排钠、利尿、低血钠症及负钠平衡。临床研究发现 SAH 手术血浆脑利钠肽浓度较对照高，且尿量和尿钠排出均增加，钠滤过分数也增加，醛固酮偏高，这些与颅内压呈正相关。应以补液补钠为主要措施。

（二）止血药物的应用

动脉瘤破裂后出血能自行停止的机制尚未完全阐明，一般认为与出血后动脉瘤囊内形成血凝块阻塞裂口有关。又根据在出血后 3 日内很少再次出血，1 周后再出血的机会最多，设想再出血系囊内血块溶解所致。因此，主张用抗纤溶药物以延迟血块的溶解，使有更多时间让纤维组织及血管内皮对血管破裂处进行修复，以降低再出血率，亦可为手术创造有利条件。

1.6-氨基己酸（aminocaproic acid，EACA）

为 SAH 常用的止血药物。1948 年发现该药有抗纤溶的作用。EACA 的作用是在与纤溶酶原激活物产生竞争性抑制，使纤溶酶原转变成纤溶酶的过程受到抑制；对纤溶酶也有较弱的直接抑制作用，即减慢纤维蛋白裂解成为多肽和氨基酸。正常情况下，软脑膜内没有纤溶活性，但蛛网膜下腔出血继发的血液凝固后，可出现血块溶解过程，后者被认为是从多核白细胞中释放出来的一种蛋白酶渗入血块，使血块溶解。实验证明，出血后脑脊液中的纤维蛋白降解产物（FDP）的含量增加，SAH 患者再出血的危险性也增加。EACA 能透过血脑屏障到达病变部位，抑制该处的纤维蛋白溶解，这就是当前应用 EACA 治疗 SAH 的主要依据。

已证明 EACA 能使动脉瘤破裂后的再出血率从前 2 周的 15%～20% 降低至 5%～10%。有文献报道 1114 例动脉瘤破裂后 1 周内的 SAH 患者，经抗纤溶药物治疗 2 周以上，再出血率仅占 10%，与以往单纯卧床休息所致再出血率（22.6%）和药物降血压疗法所致再出血率（18%）比较有明显降低。当 EACA 在血中的浓度达到 1300g/L 以上时才能抑制纤溶酶原转变为纤溶酶，直接抑制纤溶酶则须达到 1300g/L。初次剂量 4～6g 溶于 100mL 生理盐水或 5%～10% 葡萄糖液静脉滴注，15～30 分钟滴完。以后维持剂量为 1g/h，持续 12～24 小时；或口服 2～3g，每天 3～4 次。可根据病情用 2～3 周。

2. 对羧基苄胺（抗血纤溶芳酸）

剂量为 1000～2000mg 加入葡萄糖液或生理盐水 500mL 内静脉滴注，每日一次，连用 2～3 周。

尽管用药剂量及疗程尚未统一，有主张必须维持 3 周（可先静脉滴注至少 10 日，后可改口服），对动脉瘤破裂所致出血，则应更长些，停药宜采取逐渐减量法。通常抗纤维蛋白溶解剂是比较安全的，但是也有一定的副作用及并发症，在应用过程中要加以重视。较常见有血栓形成，其中最多的是局部的浅静脉，其次是深静脉血栓形成，较少见但影响严重的是颅内动脉血栓形成。其他的药物反应有恶心、呕吐、腹部不适、腹泻、鼻塞、结合膜充血、低血压、药疹、水肿、电解质紊乱、高尿酸血症、血红蛋白尿等。大约 60%～90% 的氨基己酸以原形经肾排出，故肾功能不全者应慎用。动物实验有致畸作用，因而孕妇应慎用。

有研究总结抗纤溶治疗经验，结果显示抗纤溶治疗组比对照组再出血率显著降低，但与入院时情况相比治疗组 1/3 患者在 14 天时病情出现恶化。一项多中心、随机、双盲及对照研究中，应用氨甲环酸治疗组患者再出血率降低>60%，但是患者脑梗死发生率明显升高。另一项非随机对照研究得到类似的结果，抗纤溶治疗组再出血率减低了 40%，43%患者发生局部缺血症状。因此，临床上对 SAH 患者进行抗纤溶药物治疗时应密切观察，一旦发生迟发性脑缺血时应及时治疗。同时，对动脉瘤进行早期处置，也有利于脑血管痉挛防治措施的实施，以降低脑缺血并发症的发生率。

（三）手术治疗

主要目的在于去除病灶，争取根治，防止再出血。为降低颅内压及挽救生命可行清除血肿、脑脊液引流及置换等。

1. 血肿清除术

不论何种病因，当并发脑内血肿，特别是大量出血者，应争取时机早期手术，有主张发病后 24 小时内甚至超早期手术，以免继续出血失去抢救时机，清除血肿有利于防止脑动脉痉挛。

2. 病变血管手术

主要病变是动脉瘤和血管畸形。

在手术方法选择上目的在于杜绝再出血的潜在危害，并能保障脑部供血的完整。传统的治疗方法是开颅行动脉瘤夹闭手术，目前颅内动脉瘤的治疗正在由手术夹闭为主向血管内治疗为主的方向转变。而材料学的迅速发展是推动这一转变的重要条件。

2002 年，国际蛛网膜下腔出血动脉瘤试验（International Subarachnoid Aneurysm Trial，ISAT）是迄今为止对破裂颅内动脉瘤进行的最大规模多中心前瞻性随机试验，结果表明，血管内治疗组治疗 1 年后生活不能自理或死亡的发生率为 23.7%，而外科手术组为 30.6%，血管内治疗组相对危险性比外科手术组下降 22.6%，绝对危险性下降 6.9%；ISAT 长期随访显示 5 年时病死率介入栓塞组（11%，112/1046）明显低于外科夹闭组（14%，144/1041），差异有统计学意义 [RR=0.77，95%CI（0.61，0.98）；P=0.03]。栓塞治疗后动脉瘤再通是栓塞后常见并发症，Mumyama 等在 11 年中应用电解可脱式铂金微弹簧圈（guglielmidetachable coil，GDC）技术治疗了 818 例患者，916 个动脉瘤，结果发现再通率为 20.9%，再出血率为 1.6%。近年随着栓塞技术不断提高，出现了液体栓塞、球囊再塑形技术、支架结合微弹簧圈技术、双微导管或连环技术等新的栓塞方法，以及新型栓塞材料的应用，动脉瘤闭塞率明显提高。动脉瘤颈夹闭术存在着创伤大、对后循环和复杂动脉瘤显露困难的缺点，因此后循环动脉瘤或海绵窦段颈内动脉瘤应以血管内栓塞作为首选。急性期动脉瘤颈夹闭术优势在于能清除蛛网膜下腔积血尤其是合并脑内血肿，对减轻脑血管痉挛十分有益，随着显微器械的改进和手术技术的提高，以及围术期抗血管痉挛治疗，使动脉瘤颈夹闭手术风险不断降低。有学者应用神经内镜技术辅助显微手术夹闭动脉瘤和采用锁孔技术手术夹闭动脉瘤，从而更好地显露局部解剖，减少手术创伤，并提高了手术夹闭的精确性。

对于颅内动脉畸形，有人认为这类病人可在长时间内（平均为 9 年）不定期出血，时间越长，再出血的危险性越大，每年再出血约增加 10%的死亡率，所以对下列病人宜手术治疗：①年轻病人；②病变曾出血，估计全切除的死亡率和病残率不太大；③病变小，容易切除者。

许多外科医生认为早期手术清除蛛网膜下腔血块，术后持续脑脊液引流是预防脑血管痉挛的有用的方法。然而尽管脑室或脑池引流可以清除血性脑脊液，但是它不能完全清除粘连在主要血管上的血块，因而认为脑脊液引流可能是用来降低颅内压，而不是直接从蛛网膜下腔清除血管痉挛源物质。

关于手术时机争论的焦点是应早期（出血后 3 天内）手术，还是延期（出血 11～14 天）手术。早期手术的优点是可以防止再出血；延期手术的优点是出血后病情稳定，脑肿胀减轻，手术难度及风险均较小，手术病死率低，但再出血概率增加。Haley 等报道了北美合作动脉瘤手术时机的研究，认为出血后 3 天内手术比出血后 11～32 天时手术效果好（P<0.01），而 7～10 天手术效果较差（血管痉挛的高峰），并且早期手术可以防止再出血，减少脑积水、应用抗纤溶剂导致的脑梗死等并发症，不增加手术引起的脑血管痉挛的发生率，故提倡早期手术。手术时机的选择需要全面权衡，进行个性化选择。有研究表明，Hunt-Hess 分级 Ⅰ～Ⅲ级的 SAH 患者，早期手术治疗无附加风险；Himt-Hess 分级

Ⅳ～Ⅴ级的 SAH 患者，经过保守治疗恢复至 Hunt-Hess 分级Ⅰ～Ⅲ级后再行手术治疗，可获得令人满意的结果（术后随访 3 年，有 83% 患者格拉斯格预后评分为Ⅴ级）。

急症神经外科的指征是 SAH 向白质扩展，产生脑内血肿使脑干变形。有研究表明急诊手术可明显提高存活率，30 例患者（多数是大脑中动脉瘤破裂）随机分为保守组和急诊手术组（夹闭动脉瘤并清除血肿），病死率在急诊手术组显著降低（4/15，27%），而保守组很高（12/15，80%）。然而经急诊手术而存活的患者，永久性神经功能缺陷明显增加。

【预后】

在 SAH 中对生命威胁最大的是颅内动脉瘤破裂，在发病最初 24 小时内的死亡率约 25%。由脑血管畸形和动脉硬化引起的预后较好。从 SAH 发展的自然史来看，有 8%～17% 死于院外，10%～12% 死于 24 小时内，50% 死于再出血，24% 死于迟发性脑梗死。幸存者动脉瘤未夹闭的再出血的危险性每年有 3%。故治疗上应重视对并发症的早期诊断和防治。

(一) SAH 预后的影响因素

1. 再出血

再出血患者病死率高达 70%，是目前导致 SAH 预后差的最常见因素。在一项前瞻性动脉瘤研究中，在 SAH 发病第 1 天的再出血率高达 4%，接着连续 4 周内每天再出血率波动在 1%～2%。多项前瞻性随访研究证实，保守治疗患者出血后第 1 个月再出血率为 20%～30%，以后年发生率稳定在 3%。从出血到入院接受治疗的间期过长、高血压和入院时精神状态差等均与发病后前 2 周再出血相关。破裂动脉瘤早期行术前脑室穿刺引流术再出血风险并不增加。

2. 病情分级

时忠华等对 465 例颅内动脉瘤患者的临床资料分析发现，Hunt-Hess 分级是影响预后的独立因素，Himt-Hess 分级愈高，预后愈差；Hunt-Hess 分级对治疗方式及手术时机的选择有一定意义，Ⅰ～Ⅲ级患者入院后主要问题是防止再出血和脑血管痉挛，积极的手术治疗可改善患者的预后，而Ⅳ～Ⅴ级SAH患者治疗存在争议。Guresir等对585例SAH患者分析显示，Hunt-Hess分级Ⅰ～Ⅲ级患者合并颅内血肿率为1.1%（4/358），而Hunt-Hess分级Ⅳ～Ⅴ级患者合并颅内血肿率为20.3%（46/227），两者差异有统计学意义（P<0.01），并指出合并颅内血肿（>50mL）患者如超早期行血肿清除和动脉瘤夹闭术将明显改善预后。

3. 病人年龄

Brilstra等对比了>65岁和在65岁患者的手术预后，发现>65岁患者手术预后较差。但也有学者认为Hunt-Hess分级Ⅰ～Ⅲ级的>60岁老年动脉瘤患者手术预后同名60岁患者的预后无差异。伴随年龄的增长，患高血压、心肺功能障碍、糖尿病及脑血管疾病的概率增加，术后各种并发症如肺部感染、脑梗死、肝肾衰竭等发生的概率增高，因此，年龄可能不是SAH患者预后的独立影响因素。

4. 动脉瘤的大小

2000年Qurswshi等研究的298例动脉瘤中动脉瘤直径<13mm的占79%，≥13mm的占21%，并认为动脉瘤的大小是影响SAH患者预后的危险因素。动脉瘤以中型动脉瘤的比例最高，且出血率也最高。巨型动脉瘤风险大，病死率、致残率高。

5. 高血压、高血糖

刘巍等研究显示高血压是术后早期发生脑缺血的独立危险因素（OR=1.998 7=0.014），高血压患者易发生脑梗死的机制可能与长期血压升高将导致动脉管壁出现不同程度的血管硬化，如血管内膜增厚，中膜硬化，细胞外间质改变及血管内弹力层退化，脑血管自动调节能力下降，对缺血耐受性差，且代偿能力相对不足有关。Lee等应用Cox回归分析研究803例病前无糖尿病史的SAH患者，认为入院时高血糖与临床预后具有相关性，而Schlenk等对178例SAH患者研究显示，SAH后1～7天平均血糖>7.8mmol/L（140mg/dl）是预后不佳（SAH后12个月Glasgow预后评分为1、2、3分）的独立预测因素。

【预防】

人群观察资料显示，控制主要危险因素能够显著减少 SAH 发生，尤其对年轻人。高血压是出血性卒中的最常见因素，Collins 认为舒张压平均每降低 6mmHg，就会使卒中的患病率降低 42%。但是由于样本量太小，其中几乎没有动脉瘤性蛛网膜下腔出血的数据。虽然普通居民的血压得到很好的控制，但是 SAH 的患病率变化并不大。不管控制血压能否够降低 SAH 患病率，至少它可降低其严重程度。另外，研究证明戒烟可降低 SAH 患病率，且戒烟持续时间与风险下降相关。

因为无症状颅内动脉瘤的高患病率和 SAH 的预后不良，在评估筛查的临床效率时，筛查的代价应该与 SAH 的风险及后果相权衡。动脉瘤的患病率、破裂风险和治疗风险对无症状未破裂动脉瘤筛查的费用效益分析都有影响，其中破裂风险最显著。目前，还没有对颅内动脉瘤筛查的费用效益进行人群研究。当前文献都不支持对一般人群进行无症状颅内动脉瘤的筛查。在有颅内动脉瘤家族史的人群中，筛查发现颅内动脉瘤患病率增高，但费用-效益比是否合适还未得到证实。目前多数研究认为动脉瘤筛查应遵从个体化原则。与无症状个体不同，动脉瘤性蛛网膜下腔出血患者的新生动脉瘤年发生率为 1%～2%，对这类患者应考虑行影像学评估。

动脉瘤性蛛网膜下腔出血的病死率仍然较高，如果患者在动脉瘤破裂之前得到处理，理论上可显著减少 SAH 的发病和死亡率。然而，只有少数无症状动脉瘤最终会破裂，且所有动脉瘤治疗方法均存在一定风险，所以是否对未破裂动脉瘤患者进行治疗仍有争议。2000 年发表了未破裂颅内动脉瘤的推荐治疗方案，随着对未破裂颅内动脉瘤发展的认识加深以及近期出现的治疗进展，治疗指南需要更新。

第二节　蛛网膜下腔出血后脑血管痉挛

脑血管痉挛（cerebrovascular spasm，CVS）是 SAH 最严重的并发症之一，其

发病率高达30%～70%，常发生于蛛网膜下腔积血较厚的区域，可表现为局限性、阶段性或弥散性痉挛，损害脑血管自身调节功能，常可引起严重的脑组织缺血或迟发性缺血性脑损害，其中20%～30%可造成延迟性缺血性神经功能障碍（delayed ischemic neurological deficit，DIND），甚至导致脑梗死，是病人致死和致残的主要原因之一。

【病因病理】

严重的SAH，尤其是动脉瘤破裂者，更易出现CVS。早发性痉挛是SAH后破入脑脊液中的血液对脑血管的机械性刺激所致，一般历时较短而迟发性痉挛则存在血管结构性改变，持续时间较长，其一旦发生，往往难以逆转，并且会诱发进一步的脑缺血性损害，其发生机制目前尚未明了。病理学检查可见痉挛血管结构有明显异常，表现为内皮细胞变性、坏死、部分脱落，内皮下增生，中膜增厚，平滑肌细胞变性、坏死，外膜水肿及炎性细胞浸润等。

近年来随着对血管痉挛研究的不断深入，已认识到SAH后CVS的发生是多种因素综合作用的结果。目前发病机制主要涉及以下几个方面：①血管活性物质的作用：如氧合血红蛋白（oxyHb）、一氧化氮（NO）、内皮素-1（ET-1）、蛋白激酶C（PKC）、5-羟色胺（5-HT）、胆红素氧化产物等等。其中氧合血红蛋白、内皮素-UPKC与NO之间可以相互作用，使得NO含量下降、活性降低，介导血管痉挛的发生。且氧合血红蛋白引发自由基的释放也起到重要作用。②炎症反应和免疫反应：现在越来越多的证据支持炎症反应在CVS中的作用。③血管壁自身因素：SAH后在多种因素的影响下，使得血管壁平滑肌细胞和内皮细胞超微结构及功能发生变化，导致血管自身结构异常。④离子通道活性的改变：SAH发生后由于血液活性物质的生成，造成血管壁平滑肌离子通道的激活或抑制，引起平滑肌的收缩导致血管痉挛。应用离子通道拮抗剂能够改善血管痉挛可以证明此点。⑤机械因素：动脉瘤的撕裂、积血的牵拉及动脉瘤内张力的变化均可导致CVS，但一般认为其作用只是局部和暂时的。总之CVS的发生机制极其复杂，可能是多环节、多因素共同作用，各个因素之间相互交叉作用的结果。

【临床表现】

SAH 后已出现一系列临床征象，当继发 CVS 时，由于缺乏特异性症状和体征，有的可无相应的表现，临床上甚难确定，通常是从动态的观察及分析中，做出推测性诊断。依据 CVS 发生的时间分为急性或早发性 CVS 和慢性或迟发性 CVS。

（一）早发性脑血管痉挛

短暂的血管痉挛可发生在动脉瘤邻近的主干上，也可扩展至所有的大动脉。

1. 发病时间

可在 CVS 之后立即发生，多发生在 30 分钟内，持续时间短，多在数十分钟或数小时缓解。

2. 意识状态

出血后早期可发生一过性意识障碍，呈现嗜睡或昏睡、昏迷等。

3. 局灶性神经功能缺损

可有轻度神经功能缺损，包括大脑前、中动脉痉挛所致的各种失语、意志缺失、缄默、偏瘫、单瘫或偏身感觉障碍等；大脑后动脉痉挛极少出现症状。

（二）迟发性脑血管痉挛

严重的 CVS 可致脑梗死。临床上常表现为颅内压增高、意识障碍加重等症状。

1. 发病时间

在 SAH 后 3～4 天出现，10～14 天达高峰，可持续数日至数周。

2. 症状再次加重

SAH 症状经治疗好转或稳定后，又出现恶化或进行性加重，伴发热、白细胞增加且无感染现象。

3. 意识状态

意识呈波动性、进行性障碍。如病人可由意识清醒转为嗜睡或昏迷，或由昏迷好转为清醒再恶化为昏迷。

4. 局灶性神经功能缺损

根据血管痉挛部位的不同，可产生相应的局部定位体征，如偏瘫、失语、失认和失用症等，这些神经系统局部损害症状可在数日内逐渐出现，也可在突然发生后数分钟至数小时内达高峰。

【辅助检查】

现今应用于临床的许多辅助检查，对 SAH 继发的脑动脉痉挛大多缺乏特异性，其结果仅能起到提示作用，对于 CVS 的诊断需要结合病人症状的动态变化。

（一）脑血管造影

常用的有 dsa、cta、mra 等，能显示血管狭窄的部位，以及血管的形态、大小、侧支循环变化等。其中 DSA 可以直接观察痉挛的动脉，是目前诊断 CVS 的金标准。目前 DSA 判断血管痉挛的标准为：大脑中动脉主干或大脑前动脉 A_1 段直径小于 1mm，或大脑中动脉和大脑前动脉的远端支直径小于 0.5mm。但其有创且不易重复检查，还可能诱发再出血、血管痉挛等，临床应用有一定的局限性。CTA 和 MRA 具有简便、快捷、可重复、无损伤、费用相对较低等特点。但 MRA 检查耗时长，一般不用来诊断 SAH 引起的 CVS；CTA 所得图像的清晰度接近 DSA，比 MRA 更为逼真迅速，将来可以用来预测 SAH 后 CVS。

（二）颅脑 CT

常规的颅脑 CT 并不能直接发现 CVS，但可通过 SAH 后 24 小时内 CT 显示的出血量来推测发生 CVS 的危险性。现常用的为 Frontem 等提出改良的 Fisher 分级：CVS 的发生率 0 级（未见出血）3%；1 级（仅见基底池出血）14%；2 级（周边脑池或侧裂池出血）38%；3 级（广泛 SAH 伴脑实质内血肿）57%；4 级（基底池和周边脑池、侧裂池较厚积血）57%。而严重的 CVS 致脑梗死可见脑实质内的低密度病灶形成。

(三) 经颅多普勒超声 (TCD)

其最大优势是操作方便，可以在床边进行检查，费用相对低廉。SAH 继发 CVS，受累血管呈现高流速，高阻力的血流动力学改变，血流频率紊乱。动脉瘤破裂后 72 小时，TCD 即可检测到血流动力学改变，较 DSA 所示的血管内径变化要早。同血管造影相比，TCD 在判断大脑中动脉痉挛时的特异性更高，估计有 85%～90% 的准确性。Aaslid 等提出大脑中动脉 (MCA) 平均速度 >120cm/s 作为诊断 CVS 的标准，并提出了严重程度分级标准：轻度即 VMCA 为 120～140cm/s，中度即 VMCA 为 140～200cm/s，重度即为 VMCA>200cm/s。

(四) 单光子发射体层显像术 (SPECT)

是另一种无侵袭的检查方法，可提供直接解剖部位的脑灌注，在判断 CVS 致脑缺血方面较 DSA 的敏感性高，而且可以弥补 TCD 对较小的血管痉挛难以判断的不足。但由于其检测 CVS 时存有一定的假阳性及假阴性，故其应用还有一定的局限性。

(五) 腰椎穿刺术

若 SAH 早期发现 CSF 中纤维蛋白降解产物水平异常增高，结合病人出现低血容量及低钠血症或脑电图显示弥漫性改变，均可提示可能产生 CVS。

(六) 乙酰唑胺 (diamox) 试验

静注 diamox 500mg 后测定大脑中动脉的血流平均速度，正常人及无 CVS 的 SAH 患者血流速度增加，有 CVS 的反而减慢，甚至在 CVS 出现之前即有血流速度的减慢。

(七) 局部血流测定

如果临床情况良好的病人，突然显示意外的低灌注，特别是发生在脑顶部及中央区，可提示病人将会发生 CVS。

【诊断】

经系统治疗，SAH 病情稳定或好转后，又发生头痛及脑膜刺激征，并呈进行性加重，意识障碍进行性加重，由清醒转为嗜睡或昏迷，也可呈昏迷后清醒再次昏迷；局部原有的症状体征加重或出现新的症状体征，如偏瘫、失语、偏身感觉障碍等，特别是时隐时现者，须怀疑 CVS。若伴有不明原因的发热、血白细胞增多等，特别见于 SAH 后 4 天，有较大提示 CVS 的价值。加上腰穿脑脊液无再出血的改变，则可临床诊断。包括 TCD、脑血管造影等上述实验室检查，尤其是 DSA 发现典型的 CVS 征象，可成为确诊的依据。

临床上主要应同再出血及脑积水、脑水肿、低钠血症等进行鉴别，依靠腰穿、颅脑 CT 扫描、血常规检查等，可获得较正确的判断。

【治疗】

CVS 早期仅为血管壁的可逆性收缩，后期可出现坏死、增生而使管壁肥厚，管腔狭窄。因此关键在预防，一旦发生 CVS，很难逆转其进程，只能减少其神经并发症。现介绍一些已较多研究或应用的治疗方法。

（一）相关药物治疗

1. 利血平和卡那霉素

研究表明，SAH 后血液中释放出的血管活性物质 5-羟色胺（5-HT）具有强烈的收缩血管的作用。利血平和卡那霉素均可减少血中 5-HT 的浓度，防止 CVS 的发生。利血平每次 1mg，皮下注射，每日 3 次。卡那霉素每次 1g，口服，1 日 3 次，对于 SAH 术后预防血管痉挛有效，术前作用不明显。

2. 异丙肾上腺素和氨茶碱

实验显示血中 cAMP 含量的增加可解除平滑肌的痉挛，异丙肾上腺素通过兴奋 3 受体，激活腺苷酸环化酶使血中 cAMP 升高；氨茶碱通过抑制磷酸二酯酶，使 cAMP 破坏减少，亦可提高血中 cAMP 的含量。有报道这两种药物在 SAH 早期用有效。副作用有低血压、脉速、心律不齐等，有时必须停药。

3. 钙离子通道阻滞剂

SAH 后血管内皮细胞和平滑肌细胞 Ca^{2+} 大量内流，通过引起平滑肌兴奋收缩导致 SAH 后 CVS 的发生，而钙离子拮抗剂能抑制钙离子进入平滑肌细胞，抑制血小板及内皮细胞释放血管活性物质，从而扩张血管，改善循环，建立侧支循环；同时还有保护神经细胞的作用。目前公认效果较好的是尼莫地平，因其有很高的亲脂性可使其更易通过血脑屏障，选择性地扩张脑血管，增加脑内血液供应，防止缺血状态对脑细胞造成的损伤，使其保持正常的生理功能，是目前为止发现的选择性扩张脑血管作用最强的钙离子通道阻滞剂，已作为预防 SAH 后 CVS 的常规治疗药物。对于临床状况良好的患者（Hunt-Hess 分级 Ⅰ、Ⅱ、Ⅲ级）应尽早给药（10mg～20mg，静点 1mg/h，连续 14 天），此期最易因血管痉挛导致神经功能缺损。目前多主张在 SAH 后急性期 72 小时内即开始应用，而且应持续应用 14～21 天，口服剂量为每次 20～60mg，每 4 小时一次。尼莫地平最常见的副作用是低血压，其发生率为 5%。所以，临床上拟 CVS 的病人，血压在正常值以上者，应静脉滴注尼莫地平治疗效果较好，使用时最好以输液泵控制滴速，尽量保持血压在正常范围之内。

4. 氧自由基清除剂

由于 CVS 发生与脂质过氧化以及自由基产生有关，故使用氧自由基清除剂可以阻断氧自由基的积累，减轻脑血管痉挛，也可以减轻痉挛缺血后形成的继发性脑损害。常用的有大剂量的肾上腺素、甘露醇等。

此外，对他汀类药物（包括辛伐他汀和普伐他汀）作用的初步研究也表明，其具有减少血管痉挛和降低病死率的潜力。

（二）3-H 疗法（Hypervolemia、Hypertensive、Hemodilution therapy）即扩容、升压、血液稀释疗法

是目前公认的治疗 SAH 后 CVS 所致脑灌注不足和脑缺血的主要方案。其理论基础为 CVS 后血管腔狭窄，脑血流量减少、灌注压降低，血液呈高凝状态，通过升高血压来提高脑灌注压，增加脑血流量，扩充血容量增加前负荷降低血黏度，防止脑缺血缺氧、脑水肿、脑梗死。SAH 后红细胞比容或循环血容量的减少使血容量降低，故应扩容。保持红细胞比容在 30%～40%，此时血液黏度被最大限度地降低，脑供氧便可恒定。在"3-H"治疗中，需监测中心静脉压（维持在 8～10mmHg）及肺动脉楔压（维持在 12～16mmHg），使患者血压比基础值高 20～40mmHg。上述治疗后如仍无效，可用多巴胺或多巴酚丁胺使平均动脉压比治疗前升高 20～40mmHg。若效果较好，可维持 48～72 小时，根据症状改善逐渐减量。在动脉瘤性 SAH 患者中，血容量减少的低钠血症并不少见，一般主张用等渗钠溶液、林格乳酸盐溶液来纠正。对 TCD 提示有血管痉挛者更应扩容，有主张用 20% 或 25% 白蛋白每次 50～100mL，可每日 1～2 次。升压药多用多巴胺或皮下注射血管加压素等；扩容药物可用白蛋白、血浆、适当输血、低分子右旋糖酐以及丹参等。但"3-H"治疗也可导致严重的并发症，包括肺水肿、脑水肿、心肌缺血、低钠血症、内置管相关并发症、出血性梗死以及多发性动脉瘤中的其他动脉瘤破裂等。

（三）动脉内灌注罂粟碱（PI）

罂粟碱是鸦片人工合成生物碱，有直接扩张血管的作用，可以高选择性地作用于痉挛动脉，动脉内灌注罂粟碱是治疗严重脑血管痉挛引人注目的方法。其适应证为大脑动脉远端的血管痉挛性狭窄。具体方法为经股动脉或颈动脉穿刺插管造影，找到血管痉挛狭窄部位，将导管送入痉挛血管附近，滴注罂粟碱。开始以罂粟碱 100mg 溶于 100mL 生理盐水内 30 分钟滴完，视情况逐渐加量。一般在灌注 30～60 分钟可见狭窄部位血管扩张，临床症状改善。理想的灌注剂量和持续时间为 300mg/100mL 在 60 分钟内注完。罂粟碱的使用可使球形导管进入原先很

难进入的痉挛区域。PI 的并发症包括低血压、惊厥、瞳孔散大、失明、心律失常及呼吸停止。

此外，K$^+$通道活化剂，如克罗卡林等在临床实验中证明有一定作用；选择性或非选择性 ET-1 受体拮抗剂以及 ET-1 合成抑制剂能在一定程度上改善 CVS，目前均已用于临床。其他尚有 NO 的生物前体 L-精氨酸，内皮素受体拮抗剂，TXA$_2$ 阻滞剂，血小板活化因子受体拮抗剂 E5880，血管紧张素转化酶抑制剂西拉普利等治疗方法已被学者提出，但仍处于动物实验阶段，临床疗效有待验证。

（四）手术治疗

1. 积血清除

（1）脑脊液置换术：早期最大限度地清除蛛网膜下腔的积血被认为是预防 SAH 后 CVS 的最有效手段。目前较普遍的做法是常规腰椎穿刺，测颅内压。当颅内压>300mmH$_2$O 时，立即快速静滴 20% 的甘露醇 250mL，待颅内压力降低到 300mmH$_2$O 以下缓慢放出血性脑脊液 5.0mL，缓慢注入等量的生理盐水，如此反复缓慢置换 2～3 次，最后鞘内注入地塞米松 2.0～5.0mg，拔出针心，穿刺部位加压包扎固定。脑脊液置换术前、术中、术后注意检测颅内压力变化，动作轻柔缓慢，一般每 1～3 天 1 次，视病人具体情况，可置换 5～7 次。脑脊液置换时间越早，清除积血的时间越早，SAH 的并发症越少，治愈率越高。实践证明，脑脊液循环更新快，较大剂量的脑脊液置换不会影响脑脊液的生理功能，也不会引起 SAH 复发。同时配合使用尼莫地平则疗效更佳。

（2）脑池内血块清除：适应于脑动脉瘤破裂后蛛网膜下腔积血的病人。经腰穿放出血性脑脊液，必要时并注气以换出小的血凝块。对池内存集的凝血块也有采用导管池内注入 tPA 0.5mg 溶于生理盐水 3～5mL，分别注入基底池、侧裂池，也可同时注入侧脑室内，一般一次用药则可达理想效果，注药后经 CT 扫描呈低密度改变则可以停药，如池内仍存留血块可再注药一次，最大剂量为 2mg。Mizoi 等通过临床验证认为该方法有效。

2. 血管内球囊扩张术

血管内球囊扩张术是在血管内导管技术发展成熟的基础上提出的一种新的治

疗方法。先行脑血管造影找出狭窄血管，按血管狭窄的程度选用扩张性球囊：颈内动脉、椎动脉、基底动脉用较大球囊；大脑中动脉、大脑前动脉或大脑后动脉选较小（微型）球囊。治疗的作用机制不很明确，可能是通过机械性撕裂细胞外膜而实现的，因此可能会发生血管破裂。球囊成形术已被证明对近端且血管壁较厚的大血管痉挛有效，而对于 2 级血管及穿通支则无效。

3. 病变血管手术

为了防止再出血和脑血管痉挛，动脉瘤破裂后倾向于早期手术。主要的病变是动脉瘤和血管畸形，除高龄（60 岁以上）或全身情况甚差、病变极其严重者外，通常都主张手术。

对动脉瘤 Botterell Ⅰ、Ⅱ 级患者如 CT 显示无水肿或占位效应、脑血管造影提示单个动脉瘤位于手术的解剖部位且无血管痉挛，则可以早期手术。延期手术适合于那些临床分级较差，如Ⅲ、Ⅳ级，动脉瘤位于手术较困难部位，且血管造影或临床显示有血管痉挛存在的患者。

（五）基因治疗

目前利用反义 mRNA 通过特异性的目标 mRNA 结合，抑制某些基因的表达来治疗血管痉挛。Janjua 等认为，SAH 后早期有害基因转录产物的级联，可在初始损伤中起到重要作用，尤其是微循环，而行 eNOS 基因成功地转移到痉挛的动脉，至少可能达到部分恢复 NO 介导的舒张机制。也有人在动物实验中观察到，ET-1 前体的反义 mRNA 注入 SAH 大鼠体内，可减慢血管痉挛的发展速度。这些都提示基因介入将在治疗 CVS 中发挥一定的作用，但由于其存有较多的并发症，因此其临床治疗价值还有待商榷。

第六章 其他脑血管病

第一节 短暂性缺血发作

短暂性缺血发作（transient ischaemic attacks，TIA）的研究进展迅速，观念更新甚快，但争议亦颇多。其核心是 24 小时最长缺血时间的科学性和组织学损害的界定。

经典的 TIA 的定义是指由于颈内动脉或椎基底动脉系统突然缺血发作导致的相应供血区域的组织（主要为脑组织和视网膜）发生短暂的、可逆的、局灶性或全面性的中枢神经系统或视网膜功能障碍，持续时间典型者为 5～10 分钟，大多数不超过 1 小时，偶尔有最长不超过 24 小时（maximum 24 hours）者，症状和相关的责任体征在该最长限定时间内完全性恢复，常多次发作，排除非血管源性病因，强调常见和最长缺血持续时间以及临床征象在 24 小时内消失。

2009 年美国 AHA/ASA 发表了最新的 TIA 定义和评价。指出 TIA 的研究已经取得重要进展，需要更新：①明确提出缺血部位应包括脑、脊髓或视网膜；②TIA 的名称是短暂性缺血发作而非短暂性脑缺血发作，后者作为一个临床上惯用的诊断术语存在局限；③缺血尚未达到梗死程度是新概念的核心。现代 TIA 定义强调使用客观检查手段排除中枢神经或视网膜梗死的必要性，不能仅依赖临床表现持续时间最长不超过 24 小时来界定。

因为诊断标准的差异，事实上很难准确估计 TIA 的发病率和患病率。据国外粗略的统计，TIA 的患病率为 1.1～77/1000 人，发病率为 2.2～8/1000 人/年，显示两者的变动范围均较大。美国 TIA 的人群患病率为 37～110/10 万/年，人群患病率为 2.3%，照此推算美国有约 500 万 TIA 患者。我国 TIA 的人群患病率为

180/10 万/年，男：女约为 3∶1。

【病因及发病机制】

目前认为大多数 TIA 患者与颅内外动脉粥样硬化有关。关于发病机制的学说主要有：

（一）微栓塞

主要源于心脏和颅内外大动脉动脉粥样硬化斑块脱落形成的微栓子。当微栓子崩解或向血管远端移动后，局部血流恢复，症状便消失。

（二）脑血管痉挛

可引起可逆性动脉狭窄，使受累血管远端缺血。

（三）血流动力学改变

在动脉狭窄基础上，突然血压降低或血压波动时，导致脑局部血灌流量一过性减少，当血压回升后，局部脑血流恢复正常，TIA 的症状消失。

（四）其他

血液学改变，如真性红细胞增多症、贫血、白血病、血小板增多症、异常蛋白血症、血纤维蛋白原含量增高等所致的高凝状态。动脉受压（如椎动脉异常受压）、脑盗血综合征、脑动脉炎等，也可能引起一过性缺血发作。

TIA 好发于 50～70 岁，男性多于女性，患者多伴有高血压病、高脂血症、糖尿病、冠心病等脑血管病常见危险因素。

【临床表现】

（一）临床特点

1. 发病迅速

大多数局灶性中枢神经系统或视网膜功能缺损症状达高峰不超过 5 分钟，通常少于 2 分钟。

2. 持续时间短

症状、体征一般持续 10～15 分钟，大多数在 1 小时内恢复，不遗留任何中枢神经系统或视网膜功能缺损的症状和体征。

3. 反复发作

多则每日数次，少则数月或数年发作一次。

4. 颅脑 MRI 或 CT

排除脑梗死。

（二）临床类型

TIA 的症状多种多样，取决于受累血管的分布，可依受累血管不同而出现多种症状体征的组合，总体上可分为：

1. 颈内动脉系统

据文献报道，颈内动脉颅外段病变的患者在卒中前约 50%～70% 的患者有 TIA 发作。然而，尚缺乏颅内段病变导致 TIA 发作的统计资料。

（1）常见表现：病变对侧发作性的肢体单瘫、偏瘫、面舌瘫，可伴有感觉障碍。

（2）特征性表现：病变侧单眼一过性黑蒙或失明，对侧偏瘫及感觉障碍（眼动脉交叉瘫）；同侧 Homer 综合征，对侧偏瘫（Homer 交叉瘫）；优势半球受累可出现失语和失用，非优势半球受累可出现空间定向障碍（大脑中动脉供血区 TIA）；可出现人格和情感障碍（大脑前动脉供血区 TIA）。

（3）可能出现的征象：病灶对侧同向性偏盲（大脑中、后动脉皮质支分水岭区缺血，颞枕交界区受累所致），半侧舞蹈样发作或偏身投掷。

2. 椎基底动脉系统

（1）常见表现：最常见的症状是眩晕、恶心、呕吐，可以伴有或不伴有复视、眼震、单侧或双侧面部和口周及舌尖麻木、耳鸣、构音不清、步态不稳、共济失调和肢体无力等。罕见单一症状，因缺血的位置不同，更常见组合症状。仅有<1%的患者表现为单一症状。

（2）特征性表现：跌倒发作（drop attack），表现为突发双下肢无力倒地，但意识清楚，大多数跌倒发作在站立或行走时发生，多在转头或转颈后出现，是由于脑干网状结构下部一过性缺血引起。短暂性全面遗忘症（transient global amnesia，TGA），呈现突发的一过性记忆丧失，伴时间、空间定向力障碍，但较复杂的高级皮质活动如书写、计算和对话等功能保留完整。多在数分钟或数小时后缓解，较少超过12小时，不超过24小时，遗留有完全的或部分的对发作事件的遗忘（颞叶、海马等部位缺血所致）。旋转性椎动脉综合征（rotational vertebral artery occlusion，RVAO；或称为 Bow Hunter′s syndrome），特征表现头旋转性眩晕、眼球震颤，头回复至正中位时眩晕和眼震消失，少数病人尚伴有耳鸣。TCD可用于该病的筛查，可见转头时小脑后下动脉的流速显著下降。血管造影可确定椎动脉受压位置和受压程度。手术治疗有效和疗效持久。

（3）可能出现的征象：交叉性感觉障碍（延髓背外侧综合征）、脑神经交叉性瘫痪（Weber、Millard-Gubler、Foville 和 Dejerine 综合征）、吞咽困难和构音障碍（真性或假性延髓麻痹）、共济失调及平衡障碍（小脑或小脑-脑干联系纤维损害）、意识障碍（脑干网状结构中上部受损等）。小脑后下动脉（posterior inferior cerebellar artery，PICA）和小脑前下动脉（anterior inferior cerebellarartery，AICA）狭窄性病变和（或）远端分支闭塞可以导致单纯性眩晕反复发作。

脊髓 TIA 的临床征象：胸4节段最常缺血受累。多数为脊前动脉的缺血发作致脊髓前 2/3 受累的症状，可有发作性双下肢无力和麻木，活动时加剧，多持续数分钟后消失。偶有根动脉缺血发作致脊髓半切损害的症状，可有发作性一侧下肢无力，另一侧下肢麻木。但脊髓 TIA 的系统临床研究甚少。

【辅助检查】

（一）责任病灶的检查

常规颅脑 CT 和 MRI 检查无责任梗死病灶。MRI 弥散加权成像（DWI）和灌注加权成像（PWI）是鉴别有无组织缺血的主要手段，此外，SPECT 和 PET 检查亦有助于鉴别组织缺血。

（二）责任血管评价

颈部血管彩超可以观察颈部血管是否有狭窄、动脉粥样斑块；TCD 可发现颅内大动脉狭窄、痉挛，评估侧支循环情况、进行微栓子监测；DSA 检查是评估颅内外血管病变最为准确的诊断方法，但属于有创检查；无创性血管成像技术MRA 和 CTA 可以显示颅内和颈部大血管狭窄或闭塞等情况。

【诊断】

（一）诊断要点

①多见于中老年人，多合并有脑血管病的常见危险因素。②表现为突发的局灶性脑、视网膜或脊髓功能缺损，症状持续多于 1 小时内缓解，反复发作，症状具有刻板性。③颅脑 CT 和 MRI 正常或未显示责任梗死病灶。④排除其他疾病。

由于多数患者就诊时症状和体征已消失，诊断主要依靠病史，特别注意上述的临床特点中突发性、可逆性、短暂性、反复性及相对刻板性等，应做出明确的定位诊断及受累的责任血管，临床上至少应区分出颈内动脉系统和椎基底动脉系统，有的可能细分出哪条分支动脉如眼动脉、大脑中动脉、大脑后动脉、内听动脉、小脑前下动脉等。

（二）鉴别诊断

1. 癫痫的部分性发作

一般表现为局灶肢体抽动，多起自一侧口角，然后扩展到面部或一侧肢体，或表现为肢体麻木感和针刺感，一般持续时间更短。EEG 可有异常。部分性癫痫大多由脑部局灶性病变引起，颅脑 CT 和 MRI 可能发现病灶。

2. 梅尼埃病

好发于 50 岁以内的中年患者，表现为反复发作性眩晕伴恶心、呕吐、一侧耳鸣、耳内胀满感，每次发作往往超过 20 分钟，少数可持续数小时至数天，随着发作次数的增多，逐渐出现听力减退。电测听可发现异常，冷热水试验可见前庭功能减退或消失。

3. 偏头痛

首次发病在青年或成人早期，多有家族史。头痛前可有视觉先兆，表现为亮点、闪光等，先兆消退后出现头痛。神经系统无阳性体征。麦角胺制剂止痛有效。

4. 可逆性缺血性神经功能缺失（RIND）

神经功能缺损症状持续24小时以上，但3周内临床征象完全消失。

5. 其他

多发性硬化的发作性症状、皮质或皮质下的占位性病变，低血糖、低血压、慢性硬膜下血肿可引起类似TIA的表现，要注意鉴别。

【治疗】

TIA是脑血管病的高危因素，进行治疗时，必须首先明确，TIA是急症，需要紧急积极治疗。主要目标是控制发作和预防脑血管病。

（一）抗血小板聚集药物

已证实对有卒中危险的TIA患者行抗血小板治疗能有效预防卒中。抗血小板药物的选择以单药治疗为主。不推荐常规应用双重抗血小板药物。对非心源性TIA大多数均建议用抗血小板聚集药物。但急性冠状动脉疾病或近期有支架成形术的患者，推荐联合应用氯吡格雷和阿司匹林。

阿司匹林，50～300mg，每日1次，通过环氧化酶而抑制血小板聚集。氯吡格雷，75mg，每日1次，是ADP诱导的血小板聚集抑制剂。与阿司匹林相比，氯吡格雷致上消化道出血的发生率显著减少，在预防血管性事件方面优于阿司匹林，对于高危患者（推荐使用Essen评分进行危险分层）效果可能更佳。

（二）抗凝治疗

不作为TIA患者的常规治疗，对于伴发心房颤动（包括阵发性）、风湿性二尖瓣病变、二尖瓣关闭不全、有人工机械瓣膜的 TIA 患者（感染性心内膜炎除外），建议使用华法林口服抗凝治疗，目标剂量是国际标准化比值（international normalized ratio，INR）在 2.0～3.0 或凝血酶原时间（PT）为正常值的 1.5 倍。不能接受抗凝治疗的患者，推荐使用抗血小板治疗。有出血倾向、溃疡病、严重高血压及肝肾疾病的患者禁忌抗凝治疗。一般选用华法林 6～12mg，每日 1 次，口服，3～5 天后改为 2～6mg 维持。必要时可用静脉肝素或低分子肝素皮下注射。

（三）其他

主要针对危险因素及可能病因。针对可能存在的脑血管病危险因素如高血压病、糖尿病、血脂异常等要进行积极有效的治疗。高血压病患者降压目标一般应达到在 140/90mmHg；低密度脂蛋白胆固醇水平降至 2.59mmol/L 以下，或下降幅度达到 30%～40%，伴有大动脉易损斑块、冠心病、糖尿病等多种危险因素的应控制在 2.07mmol/L 以下。如患者血纤维蛋白原明显增高，可以考虑应用降纤药物如巴曲酶、降纤酶、蚓激酶。对存在供血动脉狭窄引致 TIA，常用手术和介入治疗方法包括颈动脉内膜切除术（CEA）和动脉血管成形术（PTA）。如有或无症状，单侧的重度颈动脉狭窄>70%，或经药物治疗无效者可考虑行 CEA 或 PTA 治疗。

【预后】

（一）评估脑卒中的风险

ABCD2 评分是目前临床预测 TIA 进展为脑梗死的一种简便、有效的方法。具体评分：年龄（60 岁）多 60 岁为 1 分；TIA 发生后的第一次血压（bloodpressure）测量，收缩压多 140mmHg 或舒张压多 90mmHg 为 1 分；临床症状（clinical features）：单侧肢体无力为 2 分，言语障碍但不伴肢体无力为 1 分；症状持续（duratira）英 60 分钟为 2 分，10～59 分钟为 1 分；糖尿病史（diabetes）为 1 分。总分为 7 分，其中 1～3 为低危，4～5 为中危，>5 分为高危；分值越高，发生脑梗死的风险越高。新近研究提出在 ABCD2 基础上，ABCD3 增加 TIA 的发作次数评分（至少 2 次 TIA 发作，其中一次为本次 TIA 发作前的 7 天内有一次 TIA 发作，为 2 分）。ABCD3-I 增加影像评价［血管超声或 CTA/MRA 提示有同侧的颈内动脉狭窄 50%，为 2 分；急性期（本次 TIA 发作的 7 天内）DWI 有高信号改变，为 2 分］可以进一步提高卒中风险预测率 12.7%，而且 ABCD3-I 优于 ABCD3。

（二）TIA 发展为脑血管病的概率

TIA 患者发生卒中的概率明显高于一般人群。大型的队列研究和基于人群的研究均表明，约有 10%～15% 的 TIA 患者在 3 个月内发展为脑血管病，而且这部分脑血管病病人有一半的患者是在 TIA 后 48 小时内发展为脑血管病。一次 TIA 后 1 个月内发生卒中的概率为 4%～8%，一年内 12%～13%，5 年内则达 24%～29%。TIA 患者发生卒中在第 1 年内较一般人群高 13～16 倍，5 年内也达 7 倍之多。

不同病因的 TIA 患者预后不同。表现为大脑半球症状的 TIA 和伴有颈动脉狭窄的患者有 70% 的人预后不佳，2 年内发生卒中的概率是 40%。

由于 TIA 的争论仍然在继续，因此，TIA 的临床和影像研究更需深入。如何进一步鉴别 DWI 无异常的 TIA 患者有无再发或形成脑梗死的风险？早期有 DWI 异常的患者，后期随访并无脑梗死证据，说明部分病人缺血持续时间超过 24 小时后仍然是可逆的，因此，临床和影像学研究应努力区别 TIA 和脑梗死之间的缺血阈值。

第二节　脑动脉炎

一、概述

脑动脉炎是一种炎症性脑血管病，主要病理改变是动脉壁炎症浸润和坏死，临床表现复杂多样，由于病因繁复，可视为一组疾病的总称。

【病因及分类】

根据是否存在病原体可分为非感染性和感染性。非感染性脑动脉炎包括原发性中枢神经系统血管炎和系统性血管炎。系统性血管炎与自身免疫性疾病有关，包括巨细胞动脉炎、颅内肉芽肿性动脉炎、结节性多动脉炎、Wegener 肉芽肿性动脉炎、系统性红斑狼疮、Behcet 病等，病理可见内皮细胞上免疫复合物沉积、致炎症、血管阻塞或破裂出血等。感染性脑动脉炎的常见致病菌包括螺旋体、隐球菌、结核、水痘-带状疱疹病毒等，少见致病菌包括斑疹伤寒杆菌、毛霉菌、立克次体、血吸虫、疟原虫、旋毛虫等。感染性动脉炎伴发于脑膜炎，但动脉炎所致临床表现有时可作为首发症状。

【病理】

不同病因导致的脑动脉炎的病理表现不同。多数有动脉壁的炎症细胞浸润，如淋巴细胞、浆细胞、多个核细胞浸润，可伴纤维化，动脉壁受破坏后出现动脉瘤样扩张和出血。动脉内膜可增生或纤维化，继发血栓形成和血栓机化，导致血管狭窄和闭塞。系统性红斑狼疮的血管病变主要为动脉内胶原组织发生纤维蛋白样变性，从而使肌层和弹力层破坏，内膜增生导致血栓形成、管腔阻塞。

根据主要受累血管的直径大小可分为大、中和小血管三种类型。

（一）大血管

颈内动脉、大脑中动脉 M_1 段、大脑前动脉 A_1 段，椎动脉颅内段、基底动脉、大脑后动脉 P$_1$ 段。多见于水痘-带状疱疹病毒、结核杆菌、螺旋体、肺炎球菌感染，以及巨细胞动脉炎。

（二）中血管

大脑中动脉分叉远端血管、交通动脉等。可见于苍白螺旋体感染，原发性中枢神经系统血管炎、结节性多动脉炎、系统性红斑狼疮、Kawasaki 病等。

（三）小血管

皮质、皮质下和软脑膜的小血管。可见于原发性中枢神经系统血管炎，Wegener 肉芽肿性动脉炎，Churg-Strauss 综合征（过敏性肉芽肿），显微镜下多发性微小动脉炎、Behcet 病等。

【临床表现】

各年龄均可发病，临床表现因受累血管区域各异而不同，主要为头痛、癫痫，偏瘫、偏身感觉障碍、偏盲等脑血管病的征象，以及智能障碍等白质脑病的表现，另外可出现脑神经损害的症状和体征等。可伴发热、关节疼痛等炎性病变的全身症状，在系统性血管炎可出现外周血管受累的征象，而感染性血管炎则有不同类型感染的相应症状及体征。

【辅助检查】

（一）影像学检查

为重要的辅助检查手段。MRI 平扫和增强、ADC 图、DWI 可显示脑内病灶（详见"原发性中枢神经系统血管炎"），MRA、CTA 可见部分血管改变，DSA 能呈现大中血管狭窄、闭塞或动脉瘤形成。

（二）实验室检查

血沉、C 反应蛋白增高，部分类型血管炎的抗中性粒细胞胞浆抗体（antineutrophil cytoplasmic antibodies，ANCA）为阳性。脑脊液可见淋巴细胞数目增加、蛋白质水平增高。感染性动脉炎的血或脑脊液的病原体或抗体检查阳性。

【诊断】

临床表现提示病变定位符合一条或多条脑动脉支配的区域，可有其他全身性的伴随症状。感染性脑动脉炎如结核、梅毒、钩端螺旋体病患者可能询问到相关的接触史。脑动脉炎的临床表现和辅助检查结果特征性不强，需要结合可能的病因综合判断。大多数用逐个排除的方法，最后得出较大可能性的推测。

须注意鉴别的主要疾病如下。

（一）先天性 Moyamoya 病

为进行性发展的颈内动脉远端和大脑前、中动脉近段狭窄，由先天性脑血管畸形导致。患者以儿童和青少年多见，可表现为头痛、偏瘫、偏身感觉障碍、偏盲等脑血管病的表现，易被误认为脑动脉炎。但发热、关节痛等全身症状少见，DSA 示典型的软脑膜小血管和硬脑膜穿通支的侧支循环血管网形成，病理示细胞纤维组织增生所致内膜增厚和血管狭窄，而无炎性反应。如出现分水岭梗死，需警惕存在颅外血管狭窄。

（二）伴皮质下梗死的常染色体显性遗传性脑动脉病（CADASIL）

年轻患者出现脑血管病、进行性血管性白质脑病，需要排除 CADASIL。鉴别主要通过病史、基因诊断和皮肤活检。患者反复发作的偏头痛、痴呆、情感障碍，可有家族史，影像学检查示脑白质病变为主，基因检查示 Notch3 基因突变，皮肤活检呈现血管的颗粒状嗜锇物质。

（三）线粒体脑肌病伴高乳酸血症和卒中样发作（MELAS）

平均发病年龄为 10 岁，反复卒中样发作，可伴智力低下、身材矮小、神经性耳聋等，CT 或 MRI 所示病灶与主要血管分布不一致，血和脑脊液乳酸水平增高。

（四）药源性脑血管病

为拟交感药物如安非他明、甲基苯丙胺、麻黄碱、咖啡因、羟甲唑啉、苯氧唑啉等所致严重并发症，脑出血多见，也可发生脑梗死，脑血管显像与脑血管炎类似。相关的用药史是诊断的重要依据。

【治疗】

（一）病因治疗

治疗原发疾病。

（二）对症处理

在控制感染的前提下，给予皮质类固醇激素治疗，必要时联合环磷酰胺。

二、原发性中枢神经系统血管炎

原发性中枢神经系统血管炎（primary arteritis of central nervous system，PAC-NS）是一种病因未明、非感染性血管炎，主要侵犯脑或脊髓的中小血管和软脑、脊膜微血管，不伴有全身其他部位的血管炎。

【病理】

脑实质和软脑膜的中小动脉多发性、多灶性非特异性肉芽肿性血管炎，可见淋巴细胞、浆细胞等多种炎性细胞浸润。炎症造成血管壁增厚、血栓形成，使管腔狭窄或闭塞，并且纤维素性坏死的管壁可发生破裂，从而导致相应区域梗死或出血。静脉受累少见且程度较轻。

【临床特点】

多见于中青年男性，急性或亚急性起病，也可慢性、隐袭起病，病程呈进展或波动性。临床表现多样，因受累血管部位的不同表现为相应的脑血管和脑膜脑病综合征，可出现短暂性脑缺血发作及卒中发作。主要有头痛、意识障碍、痫性发作、智能衰退等弥漫性脑损害征象，视力障碍、复视、瘫痪、失语等局灶性脑损害表现。可伴全身症状，如发热；皮疹、肌肉或关节疼痛、体重下降等。

【辅助检查】

血沉正常或增快，无其他自身免疫系统疾病的证据。

腰穿脑脊液检查压力正常，细胞数正常或增高，以淋巴细胞为主，糖和氯化物正常，蛋白质稍增高。

影像学检查为重要的辅助检查手段。①磁共振成像：MRI 常规序列多表现为单侧或双侧皮质和皮质下大小不等的片样边界模糊的梗死或出血，局灶性皮质带样强化或皮质下不规则条纹样强化，脑实质结节样强化，软脑膜强化及脑实质血管壁强化，也可见多发性动脉瘤以及蛛网膜下腔出血。DWI 序列见 T_2 高信号病灶为 DWI 高信号而 ADC 低信号，提示细胞源性脑水肿；DWI 尚可发现早期或较小病灶，尤其是不同时期病变的叠加。MRA 可显示颈内动脉及 Willis 环，椎-基底动脉，大脑前、中、后动脉近段等脑大动脉异常。梯度回波序列可发现常规MRI 不易呈现的直径<500εm 的小血管慢性出血，即以显著的信号强度丢失显示含铁血黄素沉积；对于广泛、主要位于皮质-皮质下的点状出血伴多发缺血灶的情况，应高度怀疑 PACNS。随访中可见不断出现的新病灶。②DSA：典型改变为动脉串珠样改变，或多发性小血管闭塞、微动脉瘤形成。其局限在于仅能显示直径>500μm 的大中动脉，而不能显示小血管和微血管，所以有报道约 40%病理证实为 PACNS 患者 DSA 未见明显异常。

活检为诊断的金标准，但由于炎症性血管病变的无选择性和病变的阶段性，其实际检出敏感性仅 53%～80%。

【诊断】

主要依据：①经全面的临床和实验室检查仍不能解释的神经系统损害。②诊断性脑血管成像显示血管狭窄、扩张或串珠样改变，也可出现血管断流。③活检发现脑皮质、软脑膜的小血管炎，见淋巴细胞、浆细胞、多核巨细胞浸润以及肉芽肿改变。④无系统性血管炎或其他继发血管炎的证据，如感染、肿瘤、药物或其他血管病。

【治疗】

暂无随机对照临床试验提供治疗的循证医学证据。目前的治疗建议是皮质类固醇激素与脉冲式环磷酰胺联合治疗。但大多数病人对泼尼松治疗反应良好，所以可从甲泼尼龙单药治疗开始，每日 1000mg 或 1mg/kg 3～5 天静脉滴注，之后改为口服，维持 2～3 个月。治疗前需排除感染。PACNS 经治后约有 25% 的复发率，对于复发患者应调整治疗方案，并审视诊断的正确性。

三、系统性血管炎

这一类脑动脉炎是系统性血管炎侵犯至中枢神经系统。巨细胞动脉炎主要累及大血管，病理见伴随巨细胞形成的血管壁肉芽肿改变。包括颞动脉炎和 Takayasu 病，前者见于 50 岁以上的患者，后者为 50 岁以下较年轻的患者。主要累及中等血管的结节性多动脉炎和 Kawasaki 病，后者可伴黏膜皮下淋巴结综合征，较少影响脑动脉。其他系统性血管炎更多累及小血管，可根据抗中性粒细胞胞浆抗体（anti-neutrophil cytoplasmic antibodies，ANCA）是否阳性来分类。ANCA 阳性的血管炎：Churg-Stmuss 综合征，伴哮喘和嗜酸性肉芽肿，核周型 ANCA（pANCA）阳性；Wegner 肉芽肿，伴上呼吸道肉芽肿和肾脏疾病，不伴哮喘，胞质型 ANCA（cANCA）阳性；显微镜下多发性微小动脉炎，不伴哮喘或肉芽肿，pANCA 阳性。

系统性红斑狼疮患者可出现中枢神经系统症状，除与高血压有关外，主要由血管炎导致。小动脉和毛细血管发生破坏性和增生性改变，内皮细胞免疫复合物沉积导致血管损伤，无细胞浸润，所以不算严格意义上的血管炎。患者表现精神异常、意识障碍、癫痫、脑神经损害、偏瘫、偏盲等。脑脊液正常或轻度淋巴细胞数目增加、蛋白增高。

四、感染性动脉炎

(一) 螺旋体感染 (梅毒)

苍白螺旋体感染后约6～7年可发生脑血管型神经梅毒，少数早发病例在感染后9个月发生，晚发病例在10～12年后发病。主要侵犯大中动脉，如 Willis 环、豆纹动脉等，最常受累的是起自大脑前、中动脉主干的豆纹动脉分支，所以特征性的病灶位于内囊及基底核，侧脑室旁多发小病灶也很常见。炎症细胞浸润血管各层，内皮细胞下纤维组织增生使内膜变厚、管腔狭窄以及血栓形成。

患者卒中样发作，表现为意识障碍、偏瘫、失语、感觉缺失、视觉障碍等。脑脊液检查发现细胞数增多，以淋巴细胞为主，蛋白质轻度增高或正常。非特异性螺旋体检测试验即性病检查试验 (venereal disease research laboratory，VDRL)、快速血浆抗体试验 (rapid plasmareagin，RPR) 和梅毒螺旋体凝集试验 (treponemal pallidum hemagglutination assay，TPHA) 阳性，以及特异性螺旋体血清试验即荧光螺旋体抗体吸附试验 (treponemal antibody absorption)

临床呈卒中样起病，明确的脑部受损征象，加上冶游史，应高度怀疑本病；脑脊液 TPHA 阳性可确诊。

治疗首选青霉素 G：水剂青霉素每天 1800～2400 万单位，分 6 次静脉给药，疗程 14 天；苄星青霉素 G，240 万单位，每周一次肌注，共 3 次。对于青霉素过敏者，给予红霉素或四环素，每天 2g，分 4 次服药，疗程 20～30 天。赫氏反应是大量螺旋体死亡所致机体过敏反应，常发生于首剂青霉素治疗后，在神经梅毒的反应较轻，常见轻度发热和白细胞增多，可在用青霉素前一天开始小剂量激素治疗共 3 天加以预防。

(二) 细菌感染

以结核性脑动脉炎多见，伴发于结核性脑膜炎，单侧或双侧的大中小动脉均可受累，最常见于大脑中动脉的穿通支，导致基底节和内囊部位的梗死，病变也发生于其他部位，甚至出现大面积脑梗死。患者发病年龄较轻，呈现结核的全身症状、脑膜炎和脑神经受损的症状及体征，以及符合脑血管供血区域的局灶性神经功能缺损。脑脊液检查见细胞数增高，以淋巴细胞为主，蛋白质水平显著增高，糖和氯化物降低。治疗上予以抗结核治疗；加短程肾上腺皮质激素减轻中毒症状和抑制炎症反应。

化脓性细菌、隐球菌感染也可致脑动脉炎，伴发由该病菌所致脑膜炎，炎症导致脑动脉和静脉狭窄和闭塞，而出现相应的临床症状和体征。

第三节　脑底异常血管网病

脑底异常血管网病又称烟雾病、moyamoya 病，最早由日本的 Takeuchi 和 Shimizu 于 1957 年提出，并由 Suzuki 和 Takaku 于 1969 年正式命名。该病是一组病因未明的慢性进行性颅内闭塞性血管疾病，以颈内动脉虹吸部及大脑前、中动脉起始部狭窄或闭塞，脑底出现异常血管网为特征，因在脑血管造影时异常血管网呈现密集成堆的小血管影似吸烟吐出的烟雾而得名。

【病因和发病机制】

病因和发病机制尚不明确。大约 10% 的患者有家族史，其同胞和后代患病的风险分别是普通人群的 42 倍和 34 倍，且多发于日本、中国、韩国等亚洲国家，提示遗传因素可能起一定作用，已有的研究发现染色体 3p、6q、8q 和 17q 等异常可能相关。但另一方面，大多数烟雾病患者为散发性，可继发于各种血管炎、感染、结缔组织病、头部外伤或放射性损伤后，提示环境等后天因素也是有关的发病原因。一般认为本病是在先天性小血管畸形的基础上，当颅底大动脉因各种后天原因引起闭塞而原有侧支循环不能代偿时，这些畸形血管异常增生并相互交织'而形成侧支通路。

【病理】

主要累及脑底动脉环的前部动脉，基本病理改变有：受累血管内膜增厚、内弹力层扭曲或断裂、中层平滑肌明显减少、一般没有炎性细胞浸润，同时伴有颅底和软脑膜等处异常增生的卷曲血管网，其内可见血栓或动脉瘤形成。有研究按照脑血管造影的表现将该病分为如下阶段：①颈内动脉末端狭窄；②颅底异常血管网形成；③大脑前部供血主干进一步狭窄或闭塞，烟雾血管发展加重；④颅底动脉环完全闭塞，烟雾血管减少，经颈外动脉代偿供血；⑤烟雾血管更少，经颈外动脉代偿供血明显增加；⑥颅内主要动脉完全消失，烟雾血管亦消失。在疾病各期临床表现各异，可从无症状，到出现脑梗死、脑出血、蛛网膜下腔出血等各种继发病变。

【临床表现】

（一）患病情况

各种年龄均可发病，以儿童和青少年多见，发病高峰在 10 岁前和 25～49 岁，分别占 50% 和 20% 左右，女性稍多于男性，有地域分布的差异。

【辅助检查】

（一）数字减影血管造影（DSA）

目前仍是诊断的金标准。可直观显示受累动脉狭窄或闭塞的程度和范围、脑底异常增生血管网，以及实时侧支循环血流等。在疾病的不同时期，造影所见可不完全相同。主要缺点有：为有创性检查，不能显示脑实质病变。

（二）颅脑 CT/MRI

CT/MRI 可发现疾病的继发性改变，如脑梗死、脑出血和蛛网膜下腔出血的部位和病变范围，或可见脑萎缩、脑室扩大等，尤以 MRI 更为清晰。脑梗死病灶呈双侧多处分布，以脑叶（额叶、顶叶、颞叶）皮质和皮质下为明显，基底节较少，小脑、脑干一般不受累。脑出血病灶多位于脑室周围或脑室内。增强扫描有时可见大脑前、中动脉起始部显影不良。

【诊断】

儿童和青少年病例，反复出现原因不明的短暂性脑缺血发作、缺血性或出血性脑血管病而又无高血压和动脉硬化的证据时，应考虑本病的可能。疾病的确诊可参照如下脑血管影像学的表现：①颈内动脉虹吸段和（或）大脑前、中动脉起始段狭窄或闭塞；②脑底烟雾状异常血管网；③病变为双侧性。如显示单侧异常，为可疑烟雾病。

应与多动脉炎、多发性进行性颅内动脉闭塞症、系统性红斑狼疮及其他脑血管炎等疾病相鉴别。

【治疗】

与免疫、感染有关者应积极治疗原发疾病，针对脑梗死或颅内出血的治疗与一般脑血管病治疗原则相同。血管病变主要位于颅内颈动脉系统，外科手术通常将颈外动脉作为缺血脑组织的供血来源，分为直接和间接血流重建术，前者是颈外动脉的分支（常为颞浅动脉）与缺血部位的皮质动脉直接吻合；后者为颈外动脉供血的组织（硬脑膜、颞肌等）贴附于缺血区域脑组织表面，其后滋生血管与脑表面血管吻合。提倡直接和间接血流重建术的联合运用。血流重建术可以改善局部血供、缓解症状，有效降低短暂性脑缺血发作和脑血管病的发生风险。

【预后】

与发病原因、年龄、病情、脑损害部位和程度等因素有关，未治疗者预后不佳。通常反复发作，进行性发展，成年患者病情相对较稳定。

参考文献

［1］ 冷方南．中医内科临床治疗学［M］．北京：人民军医出版社，2013.

［2］ 汤福广．临床诊断治疗学：大内科［M］．北京：中医古籍出版社，2004.

［3］ 李春颖，刘震．消化系统疾病［M］．北京：中国中医药出版社，2008.

［4］ 贾玫，王雪梅．消化系统疾病［M］．北京：北京科学技术出版社，2014.

［5］ 张春清，王强修．消化系统疾病介入治疗学［M］．北京：人民军医出版社，2011.

［6］ 黎杏群．脑出血中西医现代研究与临床［M］．北京：人民军医出版社，2012.

［7］ 秦英，杨君．泌尿系统疾病［M］．北京：中国中医药出版社，2008.

［8］ 谢春光，李应东．中西医临床内科学［M］．北京：中国医药科技出版社，2012.

［9］ 王吉耀．临床内科学：新进展、新技术、新理论［M］．2版．上海：复旦大学出版社，2009.

ISBN 978-7-5658-3798-2

9 787565 837982 >

定价: 60.00 元

科学家与媒体
面对面
系列丛书

Quest the Outer Space

钟琦　武丹　王大鹏◎编著

探秘太空家园

国际文化出版公司